華志文化

華志文化

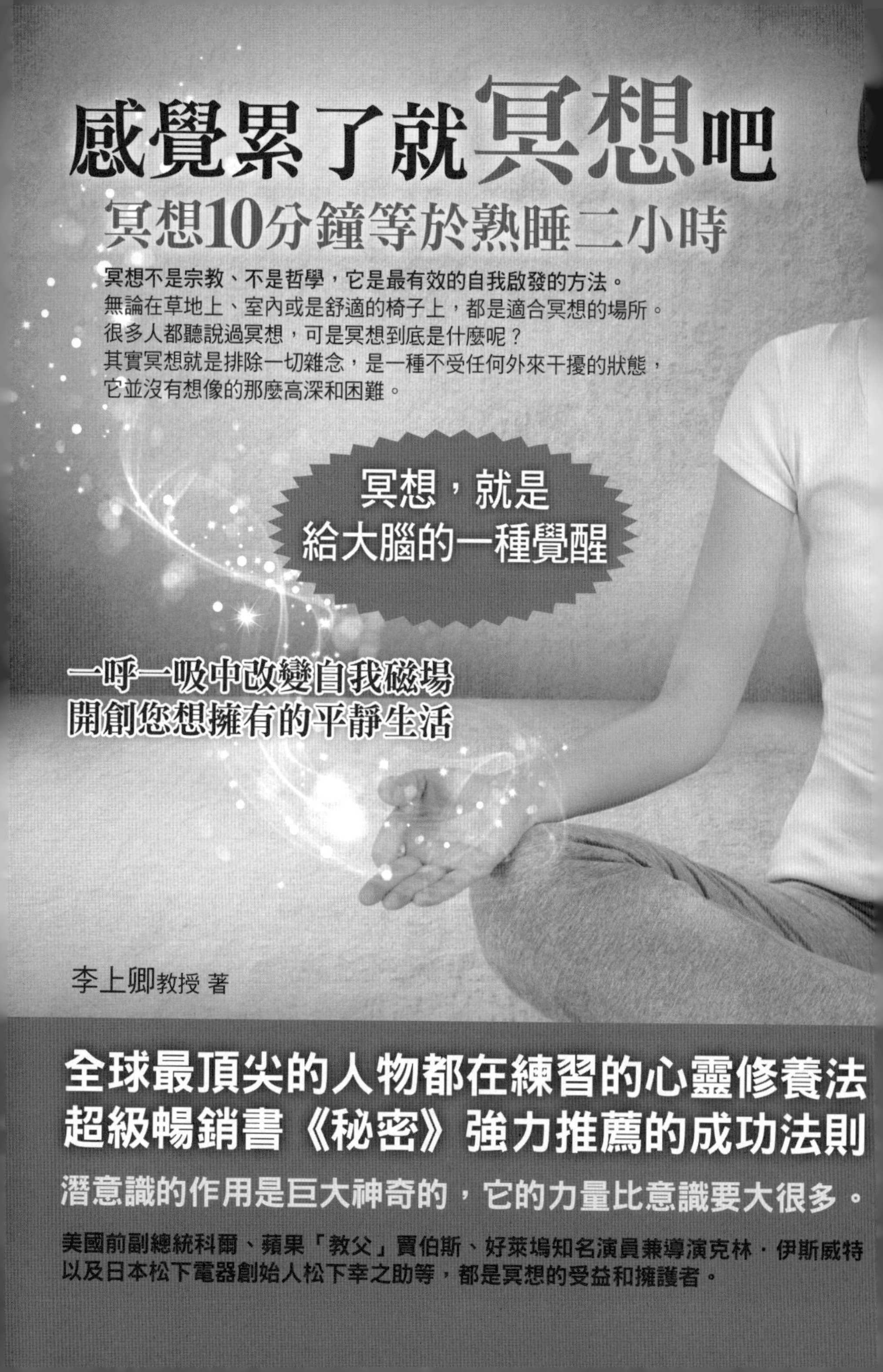
感覺累了就冥想吧
冥想10分鐘等於熟睡二小時
冥想不是宗教、不是哲學，它是最有效的自我啟發的方法。
無論在草地上、室內或是舒適的椅子上，都是適合冥想的場所。
很多人都聽說過冥想，可是冥想到底是什麼呢？
其實冥想就是排除一切雜念，是一種不受任何外來干擾的狀態，
它並沒有想像的那麼高深和困難。
冥想，就是
給大腦的一種覺醒
一呼一吸中改變自我磁場
開創您想擁有的平靜生活
李上卿教授 著
全球最頂尖的人物都在練習的心靈修養法
超級暢銷書《秘密》強力推薦的成功法則
潛意識的作用是巨大神奇的，它的力量比意識要大很多。
美國前副總統科爾、蘋果「教父」賈伯斯、好萊塢知名演員兼導演克林．伊斯威特
以及日本松下電器創始人松下幸之助等，都是冥想的受益和擁護者。

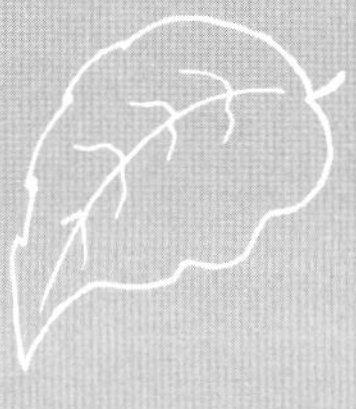

前 言：從放鬆自己開始

很多人都聽說過冥想，可是冥想到底是什麼呢？其實冥想就是排除一切雜念，是一種不受任何外來干擾的、放鬆的狀態。

冥想很古老，但並不神秘。在科學發達的今天，冥想不僅沒有沒落，反而讓更多的人受益。冥想成為時尚，不是因為它的神秘，而是因為它的巨大功效得到了科學的解釋和驗證。

一九七三年諾貝爾物理學獎得主、英國物理學家約瑟夫森說：「以冥想開啟直覺，可獲得發明的啟示。」

美國前副總統科爾、蘋果前 CEO 賈伯斯、好萊塢知名演員兼導演克林．伊斯威特以及日本松下電器創始人松下幸之助等，都是冥想的受益者。

二〇〇三年八月，美國《時代》雜誌刊發了專號「冥想的科學」，其中提到：「各式各樣的美國人都在用冥想來提高自身的免疫系統，來減輕壓力。」

二〇〇八年九月，一本叫作《工作累了，就冥想吧：每天二十分鐘的自我淨化》的書，登上了日本經管類暢銷書榜首，成為被壓力困擾的日本職場人士的減壓法寶。

由於現代社會快節奏、高壓力的生活方式，幾乎每個人都疲於奔命，導致身心處

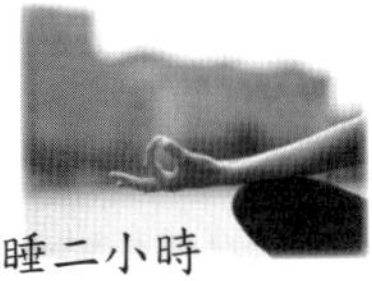

於非常緊張的狀態。每天有點累，時間長了，疲勞就像毒素一樣越積越多，便會出現各種問題：精神恍惚、肩頭酸痛、失眠、健忘、煩躁易怒、提不起神、脹氣腹瀉……其實，有一個很簡單的方法就能徹底解決這些問題，幫助你獲得完全的休息，恢復百分百的精力，提升自己的記憶力、專注力和決斷力，這就是冥想。在辦公室裡，面對堆積如山的工作，你可以用五分鐘左右的集中冥想來消除工作負擔。哪怕是一小會兒，冥想可以使你的心裡變得安靜而平穩。這麼一來，你就會抓到工作的頭緒，進而可以提高工作的效率。

冥想是一種簡單、自然、不費力的程序，每天可以練習兩次，每次十五～二十分鐘，就能讓你的心神安定下來，並體會到思想的源泉和最內在的「本我」。冥想不是宗教、不是哲學，它是某種生活方式，也是最有效的自我發展的方法。公園的草地上、寬敞的室內場館中或是舒適的椅子上，都是適合冥想的場所。

自文明伊始，心靈的寧靜就一直是人類追尋的終極目的。而冥想將幫助人們達到個人與外界的和諧狀態，啟發人們走出靈魂的困境！閱讀本書將會提高你的情商和智商，幫助你擺脫困境，走向內心平和的世界。

Contents

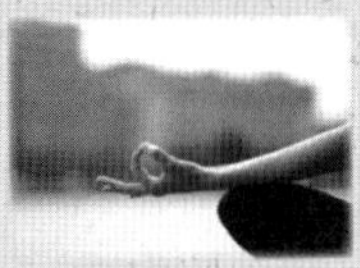

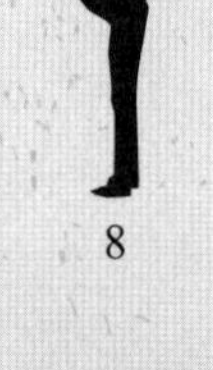

Contents

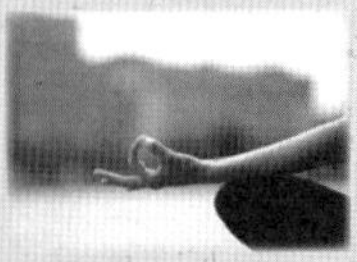

第三章　冥想中級修習：暗示與催眠

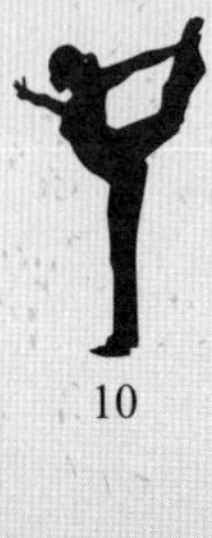

Contents

第一章——冥想，發現我們內心的力量

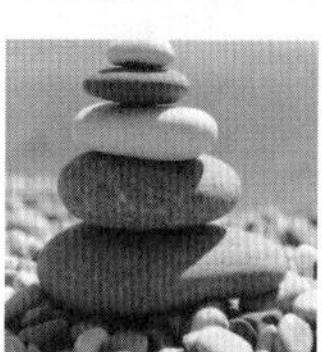

一、冥想，找回心靈深處的寧靜

繼瑜伽之後，另一種鍛鍊方式日漸盛行，這就是冥想。冥想的原理在於：一天花十到四十分鐘靜坐，將注意力集中到一次呼吸、一個詞語或是一個形象上，你就可以訓練自己將注意力集中在當下的時刻。和瑜伽鍛鍊身形的作用比起來，冥想不僅可以鍛鍊身體，更重要的是它可以改善人的情緒，達到真正的「修身養性」。

一個人冥想時，他會暫時遠離現實世界的喧囂，找回心靈深處的本真寧靜。在這個過程中，不僅心靈得到了最大的安定，身體也會獲得最大的放鬆，尋回健康和平衡。

1 冥想是一種心靈自律

什麼是冥想？冥想是一種意境藝術，從嚴格意義上講是一種感覺範疇的理念，只有個體透過實際體驗才可以真正理解。在我們這個時代，情緒很容易受到波動：親情、愛情、友情帶給我們的喜與憂，學習、工作、升遷或降職帶給我們的躁動，還有那不可抗拒的生老病死引起的恐慌……而冥想，

簡單地說，冥想就是停止意識以外的一切活動，達到「忘我之境」的一種心靈自律行為；是意識在十分清醒的狀態下，讓潛意識的活動更加敏銳與活躍。

日本作家大川隆法在他的書《冥想的奧秘》中對冥想的本質進行了如下闡述：

「冥想」這個詞語寫作為閉目而思（日語冥想寫為「瞑想」），意如其字，冥想就是隔斷三次元世界，開始與遠離這個世界的靈界、實在界進行交流。冥想就是這種方法。

……

生活在地上界的人，背負著巨大的不利條件。那就是當靈魂宿於肉體時，人們傾向於忘記原來的世界的模樣，忘記自己原本是靈。對於這樣的人，神大發慈悲，賜予

他們與實相界互通訊息的方法，這種方法就是調節內心。冥想就是其中一種有效的方法。歸根結底，冥想是什麼呢？冥想的主要著眼點就是：如何調整內心，如何調整心的波動與波長。

……

為了能夠釋放波動，首先準備階段有呼吸法。靜靜地重複呼吸，調整身體的節奏，透過調整身體來調整心的節奏，然後讓心的波動飛向那靜寂的世界，飛向那廣闊而無限的世界，展翅翱翔。這就是冥想的本質。

也就是說，如果用一句話定義冥想，那就是調整心的節奏，達到可以與實相世界交流的狀態，將自己置於這種狀態之中。

看完了大川隆法對冥想的解釋，我們或許明白了冥想是怎麼回事，其實冥想並不是新生事物，它已經存在了數千年。冥想來源於佛教，過去人們一直把它看成是宗教中的一種神秘儀式，並沒有多少人去嘗試練習。二十世紀六、七十年代，科學家們開始對冥想進行正式研究。首先，印度研究者阿蘭德發現，冥想者的注意力非常集中，可以讓自己陷入彷彿沉睡的狀態之中，就算用高溫的物品刺激他們手臂，冥想者也不會有什麼反應。他們真的睡著了嗎？一九六七年，哈佛醫學院教授赫伯特・貝森專門

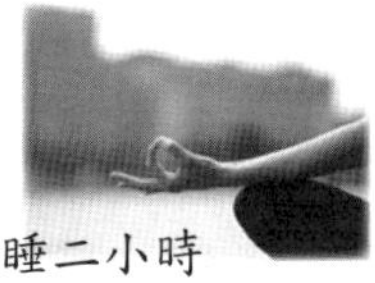

進行了試驗。貝森發現冥想者冥想時比平時吸收的氧氣少了百分之十七，每分鐘的心跳頻率也少了三次，腦波也有所變化，這些都是人們在睡覺時的反應，但他們並沒有真的睡著。為進一步找出其中的原理，一九九七年，賓夕法尼亞州神經學教授安德魯·紐伯格在試驗中發現，冥想者的大腦在冥想時並沒有關閉，只是阻止資訊進入感知方位和時間的大腦頂葉，從而使冥想者失去了對周圍事物的感覺。

這一系列研究都證明：冥想者可以讓自己的注意力高度集中。研究精神病、哲學和人類學的教授羅傑·沃爾什說：「人類一直以來有一個基本的注意力缺陷的問題，只是在近幾年，西方精神病專家才認識到這種現象。而冥想成為了解決這一缺陷的最好的方法。」

冥想，其實沒有我們想像的那麼高深和困難。冥想只是將我們向外的心轉向內在，看看我們內心的世界一直在發生什麼。任何人在任何時候、任何地方都能夠進行冥想。不要跟宗教扯在一起，也不要跟哲學扯在一起，時時去看自己的心，就好像每天早上透過照鏡子，去潔淨、修整自己的臉。

有些人認為，閉目進行複雜的思考也是一種冥想，其實這是對冥想的一種誤會。冥想作為一種意境，是專注於人自身的最理想的狀態，在深度感知生命一瞬間變化的同時，讓自己沉浸在拋開萬物的狀態，維持身心靈的高度和諧與平衡。

2 利用意識來調整自己身心

冥，就是泯滅；想，就是你的思維、思慮。冥想就是把你要想的念頭、思慮給去掉。東方許多古老的修身方法有著無法解釋的奇特效力，其中冥想就是一種利用「意識停止」來調整身心的修身方法。

就如身體的健康，心靈的健康也非常重要。每天留一點時間、一個空間給自己的心靈冥想，整理紛亂的思緒，暫時忘卻工作、忘卻煩惱，讓自己進入一種全新的忘我境界中。

冥想過程中的腦波會變得安定，心情逐漸變得平和，全身肌肉變得放鬆，而體內的嗎啡、多巴胺等激素的分泌反而越來越活躍，因此人體的免疫力會逐漸加強。

還有，冥想過程中我們會不知不覺地改善平時不好的性格和行為，讓自己更客觀、更安定，而且記憶力、思考力、創造力都會有所提高。成功的冥想能夠清除腦子裡所有分散精神的東西，包括緊張、不舒服、煩惱、疼痛和恐懼的根源。冥想的支持者說，長久的冥想能夠產生更高的警覺、更成熟的心智、更敏感的知覺。

冥想是一種感受，是由心靈的作用去影響身體，使其得到益處的健康生活方式，是一種對生命「悟」的過程！

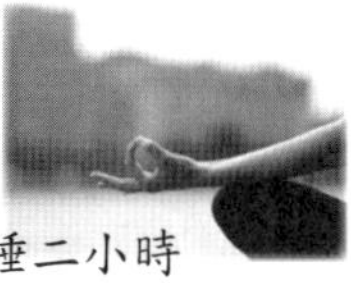

冥想，並非坐在一個地方才能冥想，也不一定需要閉上眼睛。冥想，是一種境界，而不是一種方式。將身體安頓於一種平穩、寧靜、舒適的姿勢之中，然後將意識集中導向無限的本體之中。聆聽身、心的竊竊私語，就能使你自己瞭解你體內發生的事情。

一個人在這個時候想的東西，或許可以讓一個人品味出人生、生活的真諦。在這樣做的過程中，可使人處於一種「平和、領悟、安詳」的境界。

冥想就是充分緩解身體和心靈的緊張，沒有任何感情波動，靜靜觀察心靈深處的變化，繼而感知變化，讓自己完全進入一種忘我的境界，深切感受到心靈深處的平和與安定。冥想的第一階段是將心靈集中到一處，讓自己保持鎮定狀態，不為外界的刺激而動搖。第二階段是心靈逐漸變得平穩，繼而感受到純粹和明朗。最後，心靈完全失去主觀與客觀的對立感，進入渾然忘我的狀態，和宇宙合而為一。

冥想所需時間不長，對場地也沒有太多特別要求，是適合都市上班族的很好的修養身心的方法。

3 冥想可以改造我們的大腦

冥想不但有助於集中注意力和控制日常生活中的負面情緒，科學家研究還發現，長期的冥想練習也可讓大腦產生結構性改變。冥想不僅僅能使人感覺舒暢，心情平和，還可以改善人的腦結構，達到健腦作用。研究人員為了弄清冥想的大腦機制，使用了核磁共振設備，他們用這種技術掃描了十五名慣於冥想者的大腦，然後將掃描結果同另外十五名普通人的大腦進行比較。他們發現，冥想者的大腦皮層在一些地方比普通人更厚。

有規律的冥想，可以調節大腦神經，讓處於壓力下的大腦得到放鬆。因此，冥想者比一般人更容易達到平靜而快樂的狀態。一些大腦神經系統專家利用複雜的成像技術做測試，得出的結論更是讓人振奮：在深度冥想中，大腦如同身體一樣會經歷微妙的變化，冥想可以訓練頭腦，重新改造大腦。

長期的冥想練習可以增加神經元的同步激發，以及增加注射疫苗之後血液中的抗體濃度。許多神經科學研究指出，當我們持續練習與長期運用某些認知技能，比如記憶、注意力、視覺搜尋或語言學習，會增加神經元突觸的聯結、造成神經回路的改變，而大腦中與這些認知功能相對應的區域也有較大的體積。

日本就有心理學家在研究冥想中的僧侶時發現：進入冥想之後，人體的腦波會自動調整呈現 α 波狀態，右腦變得更為活躍，整個人逐漸和宇宙能量接觸，直覺和第六感變得更加敏銳。由於宇宙本身充滿了各種能量射線，冥想中的人更容易接受由這些

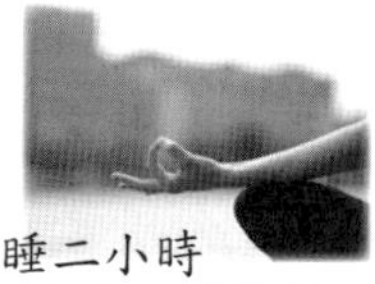

能量波動形成的訊息，進而獲得神秘的力量，將大腦調整到更高頻率。曾獲諾貝爾物理學獎的英國科學家布萊恩．約瑟夫，就習慣用冥想來解決平常研究中遇到的難題，他聲稱：「冥想開啟的直覺能幫助我獲得發明的啟示。」

這種說法雖然有些神秘，但科學家一致確認，在冥想的時候，大腦新皮質休整，舊皮質變得活躍，潛意識能力得到提高。進入冥想狀態後，人體的生理活動變得緩慢，大腦出現有規律的腦電波活動，想像力、創造力與靈感便會源源不斷地湧出，對於事物的判斷力、理解力都會大幅提升，同時身心會產生安定、愉快、心曠神怡的感覺，右腦能力因而得到增強。

著名的大腦科學專家春山茂雄認為，冥想力達到極點時就可以變成實際行動。美國一所大學還專門設有這樣的機構，對剛入學的大學生進行沉思冥想訓練，並把掌握這種方法作為學生開始學習教學內容的先決條件。這個學校學生的智力及學業成績在全國是一流的。事實證明，凡是採用這種訓練方法的學校，學生大半不存在打架鬥毆等不良行為。

該大學的校長主張把沉思冥想訓練貫穿於幼稚園、小學、中學、大學教育以至人的一生中。因為這是一種不用任何輔助儀器，而且任何人都能學會的自然而簡單的方法。透過這種訓練可以開發人的第四意識，使任何人都能達到智力飛躍的目的。**現代**

科學技術已經證明，進行沉思冥想訓練過的人腦內活性物質激素含量都大為增加。

4 冥想可以提高我們潛意識力量

冥想法開發右腦，所謂的冥想就是停止知性和理性的大腦皮質作用，而使自律神經呈現活躍狀態。簡單地說，就是停止意識對外的一切活動，而達到「忘我之境」的一種心靈自律行為。

冥想可使得新皮質熟睡，借著舊皮質的功能，提高我們潛在意識的力量。為了進入冥想狀態，我們必須使全身的肌肉、細胞以及血液循環等作用都緩慢下來，任何能使身心感覺舒適的方法都可以。科學實驗證明，當你進入冥想狀態時，大腦的活動會呈現出規律的腦波，此時支配知性與理性思考的腦部新皮質作用就會受到抑制，而支配動物性本能和自我意志且無法加以控制的自律神經，以及負責調整荷爾蒙的腦幹與腦丘下部的作用，都會變得活性化。冥想可以讓我們的左腦平靜下來，讓意識聽聽右腦的聲音，這樣我們的腦波會自然地轉成α波。當腦波呈現為α腦波時（特別是中間α腦波），想像力、創造力與靈感便會源源不斷地湧出。

我們每個人都能夠借著冥想的方式來創造奇蹟，不要把它認為是什麼超能力，它是心理上本來就有的東西，而且是任何人都唾手可得的東西。

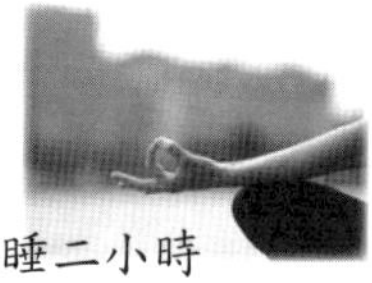

人類的潛意識具有超越一般常識，幾乎可稱之為全然未知的超意識能力。舉凡人類的直覺、靈感、夢境、催眠、意念力、透視力、預知力等都是潛在能力的具體表現。而這種能力一直就藏在我們的大腦裡，是一種超越時間、跨越空間、與無限境界相聯結的能力。**有人常以奇蹟或超能力來解釋某種神奇的力量，其實指的就是潛意識的力量，任何人只要懂得開發這種與生俱來的能力，那麼幾乎沒有達不到的願望。**

人類的本性中，有一種強烈的傾向，就是希望能徹底變成自己想像中的樣子。愛默生說：「一個人的個性，便是他整天所想要做的那一種人。」佛經也說：「我們一切的表現，完全是思想的結果。」可見思想具有決定命運和結局的力量，這是一個普遍的真理。

許多成功的人物之所以能夠實現他們的夢想，主要是因為他們將渴望和思想具體化、形象化，他們具有按照成功來思考問題的習慣。他們心裡所想、行為所做的都是朝向成功，因而最後都成為事實。英國小說家毛姆曾說：「人生實在奇妙，如果你堅持只要最好的，往往都能如願。」每一種思想，只要持之以恆、百折不撓地加以貫徹，遲早都會夢想成真。

俗話說，能夠設想的東西，都能成為現實。今天，我們所享受的千百種發明，不都是思想化的結果嗎？有人說，思想是一種能量，它具有無限潛在的力量。思想確實可以把你帶進一種狀況，或是帶出一種情況。你可以隨意而思，也可以擺脫環境而想。你的思想可以使你快樂，也可以使你痛苦。思想深深左右你的境遇。因思想而形成的力量，遠比你想像的大得多。發生在我們生活中的每一件事，幾乎都是。

二十一世紀，誰能掌握身心力量的運用，誰就是贏家！現代人不斷地追求成功，想要有所成就，也希望能擁有健康的身體，但是大多數人都很難做到，關鍵到底為何？周遭很多例子告訴我們，不論你是否聰明絕頂，或是習得各種工作技能，成敗往往就在你的心念之間。

5 冥想能幫助我們心靈平靜

當冥想達到一種禪定的狀態時，全身放鬆，心跳明顯減慢，呼吸呈一種龜息狀態，機體代謝隨之降低，大腦及組織器官處於休息中，耗氧量減到最低水準，也是一種儲蓄生命、延緩衰老的最佳方法。冥想還可以產生積極的思維方法，消除負面情緒，調節神經、內分泌系統，從而達到自我修護的效果。

其實，冥想的作用很多，它可以讓人集中注意力、穩定情緒、控制思維、放鬆身體等，如今健身房流行的瑜伽也多有冥想的成分在裡面。我們之所以不能放鬆，有很大的一個原因就是腦子裡面太亂了，很難平靜，而冥想正是幫助心靈平靜的方法。

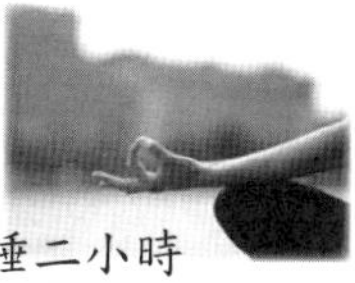

在進行冥想之前，一定要讓自己的身體放鬆，這裡介紹幾個身體放鬆的方法：

方法之一：

①讓思想聚焦於兩隻眼睛，然後是頭皮、後頸、後背，再往下是兩隻手臂、兩隻手，往上回到下頷，向下到胸、腹部，最後是雙腳。

②這種方法的主要功效在於提高身體的自我意識，將身體掃視一遍，識別身體的緊張，然後靜靜地排除它。

方法之二：

①選擇一間安靜的屋子，在確定沒有人打擾的時候，寬鬆衣服，平躺在堅硬的木板上。

②腳趾，使右腳和腳踝肌肉緊張，扭動腳趾。然後收緊肌肉，放鬆，重複做幾次。隨後換左腳。

③小腿，收緊小腿肌肉，先右後左，重複幾遍收緊和放鬆。

④大腿，從右到左收緊大腿肌肉，重複幾遍。

⑤臀部，同上述步驟一樣，重複收緊與放鬆的過程幾次。

如何練習冥想呢？一般有兩種做法，如下：

(1) 簡單的冥想練習

初學者練習時，可以從每次五分鐘開始，逐步延長到每次二十分鐘。

①找一個不會被打擾的安靜地方，沒有電話、電視，沒有任何干擾。確定你能坐得舒服，因為接下來會有五分鐘時間要維持一個固定姿勢。

②把注意力集中在一個聲音、文字、感受、影像或想法上。

③以順從、接受的態度打開心扉。此時，可能會有突然出現的思緒或影像進入你的意識，分散你的注意力，當這些東西出現時，讓它們順其自然地過去。

(2) 行進中的冥想練習

一般人對冥想的第一印象便是一個人盤腿打坐的景象，但並非所有冥想都是靜態的。

①找一個安靜的、可以直線行走三公尺而不用回轉的地方。

②左手握拳（大拇指收在拳內），把拳頭靠近自己的肚臍上方，用右手包住左手的拳頭。

③小步、緩慢地移動步伐，就好像用慢動作行走一樣，右腳往前，讓右腳腳跟與左腳腳尖並排——把注意力集中在你緩慢移動中的腿上，感覺體重由一隻腳轉移到另一隻腳，跨出左腳，以相同的方式向前移動。

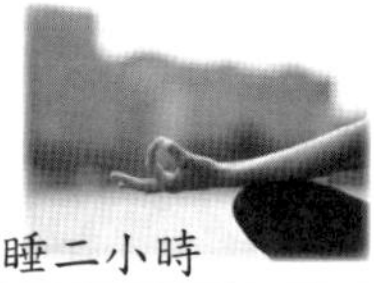

④持續往前走，走到約三公尺的距離之後，轉身折返。

⑤以這個方式持續走上五分鐘。如果剛開始你覺得走起來會搖搖晃晃、喪失耐心，別擔心，多次練習之後，你便會瞭解行進中的冥想練習可以幫助你消除身體上的緊張，更能把注意力集中在你的心靈上。

有意識的冥想，可以使人暫時活在自我編織的世界裡，跟外界快節奏的生活隔絕，進行自我放鬆。找個安靜的地方坐一下午，或跑到一個遙遠的地方，對著美麗的風景冥想，都是放鬆的好方法，能讓心情愉快很多。

6 每一天留點時間去冥想吧

冥想不需要特別的工具或者場所。只是每一天留給自己一點時間、一個空間，讓自己沉浸在冥想的快樂之中。

在開始冥想之前，要穿寬鬆的背心和褲子，再進行簡單的解壓運動。先輕握拳頭，輕柔地按摩腹部，讓身體逐漸放鬆。然後，平躺於地板，左右滾動軀體，讓整個身體的肌肉都得到放鬆。最後，想像自己被包裹在明亮的光芒之中，感覺其安逸感和幸福感。

選擇瑜伽中的靜坐方式坐定，然後雙手的大拇指和食指相抵，其餘三個手指伸直放鬆，最後把雙手放在膝蓋上，掌心朝上。而後，放鬆全身肌肉，逐漸緩解身體的緊張。

冥想要專注於自己的一呼一吸，找到呼吸和身心的統一。也可使用集中冥想法進行冥想，先燒上一炷香，選定一個對象，調節呼吸的同時讓思緒隨著嫋嫋紫煙一起昇華。另外，可以借助一件舊物、山谷明月、林中溪水、鳥語花香等外界事物進行冥想。

經過二十分鐘左右的靜逸感覺之後，用五分鐘的時間進行腹式呼吸。仰臥，將手輕輕放在肚臍上，隨著呼吸的節奏收縮腹部的肌肉，盡量把所有廢氣從肺部全部呼出來。當熟練了腹式呼吸之後即可進入冥想狀態。這時，伴著冥想音樂更有助於我們進入到忘我的冥想境界。

對於剛開始學習冥想的人，如何開始冥想呢？

①找一個不被打擾的地點和時間。

②坐直。不要躺下，躺著有可能睡著。

③冥想之前要禁食。

④不一定盤腿坐，坐在椅子上也可以。

⑤之前沖個澡有助於冥想。

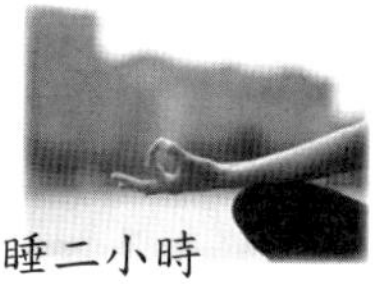

⑥不需要點香或者蠟燭，但這麼做可以營造一些氣氛。

⑦最好在早上冥想。

★時間允許者，可以每天早晚各練習一次，每次三十分鐘左右。

★早上的練習，應該在起床洗漱、排泄之後，早餐之前進行。

★晚上的練習，應該在晚飯一小時之後，入睡一小時之前進行。

★時間充裕者，可以在下午三～四點之間，增加一次三十分鐘左右的練習。

★對於工作生活忙碌者，每天應至少維持一次三十分鐘左右的練習，並且在空餘時間可以多做三～五分鐘的短練習，也可以達到很好的作用。

冥想時，找一個你可以坐著的且安靜的地方。所謂安靜是指不會有噪音干擾，也沒有你喜歡的聲音（比如你喜歡的歌星的音樂），然後閉上眼睛。

在這個空間中，你可以擺一個時鐘，這樣你可以知道時間。然後在一開始的時候每天維持十五分鐘的冥想練習。當冥想變得很容易的時候，才可以減少到每週三次。

要讓自己的狀態覺得很舒適（包括你的衣服、鞋子甚至內衣）。

學會選擇一些字眼。這些字眼必須可以讓你專注精神的，而且，這些字眼對你來說不要有任何意義。比如：平和、安靜、放鬆（有些有宗教信仰的人則會念一些佛號或者咒語）……

最好採用打坐的姿勢，坐式和臥式也可以，但效果會差一些。

調整好你的姿勢與呼吸以後，請你想像著你的身體變得非常巨大，和山一樣巨大，你俯瞰大地，看著大地上被各種煩惱折磨得疲於奔命的人們，就好像我們平時看見螞蟻覓食一樣。你所要做的一切事情，就是在這個狀態中，默默地注視煩惱而繁華的大千世界。

這一切的一切，都與你無關，都不會給你造成絲毫傷害；這一切的一切，不過是讓你看到世界是什麼樣子，讓你有機會選擇自己的道路。

仔細感受你的身體，感受壓力聚集在什麼地方，然後，深呼吸。請你想像著，這些壓力，隨著你的血液，流淌到你全身的每一個細胞裡，你不懼怕壓力，更不逃避壓力。相反，你和壓力在一起，你無比巨大偉岸的軀體，就是一個無比巨大的容器，任何壓力、任何煩惱，掉落其中，就消失得無影無蹤。

深呼吸，用呼吸化解分佈在你身體裡面的壓力。

當壓力被化解後，就可以結束這次冥想了。

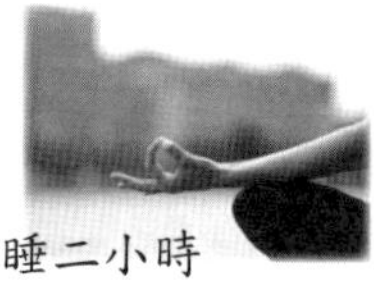

二、冥想是祛除生活壓力的妙方

科學實驗證明，當你進入冥想狀態時，支配知性與理性思考的腦部皮質作用就會受到抑制，而支配動物性本能和自我意志且無法加以控制的自律神經，以及負責調整荷爾蒙的腦幹與腦丘下部的作用，都會變得活性化。這時，想像力、創造力與靈感便會源源不斷地湧出，人的判斷力、理解力都會大幅提升。同時，人的身心會呈現安定、愉快、心曠神怡的狀態。

1 堅持練習冥想，能緩解壓力

對一個人來說，身體的健康、心靈的健康非常重要。而事實上，現代人的各種典型疾病就是各種生活壓力造成的，因為壓力使人變得煩躁不安，進而導致各種疾病。而冥想恰恰是治療各種壓力的一個最簡單最有效的方法。

一個年輕人去看醫生，抱怨生活無趣和永無休止的工作壓力，心靈好像已經麻木了。診斷後，醫生證明他身體毫無疾病，卻覺察到他心靈深處有問題。醫生問年輕人：「你喜歡哪個地方?」「不知道。」「小時候你最喜歡做什麼事?」醫生接著問。「我喜歡海邊。」年輕人回答。醫生說：「拿這三個處方到海邊去，你必須在早晨九點、中午十二點和下午三點分別打開這三個處方。你必須遵照處方，只有時間到了才能打開。」

這位年輕人身心疲憊地拿著處方來到了海邊。

他抵達時，剛好是九點，沒有收音機、電話。他打開處方，上面寫著：「專心傾聽。」他開始用耳朵去注意聽，不久就聽到以往從未聽見的聲音。他聽到波浪聲，聽到不同的海鳥叫聲，聽到沙蟹的爬動聲，甚至聽到海風在低訴。一個嶄新的、令人迷戀的世界向他伸開雙手，讓他整個人安靜下來。他開始沉思、放鬆。中午時分他已經陶醉其中。他很不情願地打開第二個處方，上面寫道：「回想。」於是，他回想起兒時在海濱嬉戲，與家人一起拾貝殼的情景。懷舊之情汩汩而來。近下午三點時，他正沉醉在塵封的往事中，溫暖與喜悅的感受使他不願意打開最後一張處方，但他還是打開了：「回顧你的動機。」這是最困難的部分，也是治療的重心。他開始反省，瀏覽生活、工作中的每一件事、每一種狀況、每一個人。他痛苦地發現，他很自私，從未超越自我，從未認同更高尚的目標、更純正的動機。他發現了造成厭倦、無聊、空虛、壓力的原因。

最後，年輕人發現自己的壓力沒有了，徹底放鬆了，對生活重新充滿希望。

在充滿緊張、壓力的現代社會，人們無不在找尋能獲致身心平和寧靜的方法，無

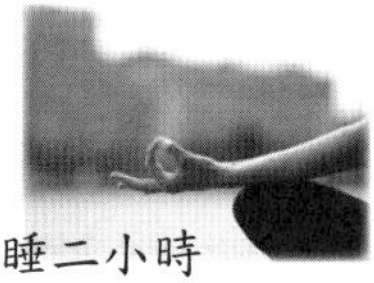

人不渴望獲得解決生命一切問題的智慧，無人不希望生活在不受破壞、污染的環境中。而冥想能為我們指引正確的方向，為我們的進步奠定下良好的基礎。有研究報告指出，如果城市有百分之一的人口練習冥想，每天兩次，每次十五或二十分鐘，那麼整個城市的犯罪率、疾病發生率、意外發生率都會顯著降低。這些現象證實，個人憑藉練習冥想可以創造社會的秩序、和諧及對人類的生命力產生積極影響。

2 冥想能改善我們的健康

許多醫學研究還證明：冥想可以預防冠心病、前列腺疾病、高血壓的發生，還可以防止或減輕心臟病、愛滋病、癌症等慢性疾病所產生的疼痛，同時可以提高人體的免疫力。有研究者表示，冥想者的技術越高，其免疫系統的功能就越好。最近又有新的研究證明，愛冥想的女性患上乳腺疾病的機會非常少。

從腦電波觀察，我們的身體緊張或感到煩悶時，β波就會出現，這是產生生活環境病或癌症、精神病、失眠、神經症等疾病的原因之一。日本著名醫學博士春山茂雄從大量臨床實踐和科學研究中證實，進行利導思維的人，大腦能分泌出一種類似嗎啡的物質，稱為「內啡呔」。它不僅能改善大腦，保持腦細胞的年輕活力，而且能使人產生心情愉快的感覺，使免疫功能增強，防止老化，提高防病和自然治病（人體發生疾病時的自癒力）能力。

冥想中所獲得的放鬆反應能夠減緩新陳代謝，降低血壓，改善心跳頻率、呼吸狀況和大腦的健康等等。冥想練習不難學習，就像學習網球一樣，只要多加練習就可以做得很好。人們慢慢地學習冥想，其放鬆的功能也將得到展現。如果在一天中適當地冥想，那麼一天中都將身心愉悅，輕鬆無比。

在身體功能性疾病方面，冥想也發揮了重大作用。

(1) 心臟健康

很多人都研究冥想對心臟的作用。研究證實，經常性的冥想可以明顯地幫助高血壓患者，尤其在黑人中可以明顯降低高血壓患者的血壓。美國的一項研究證實，如果高血壓患者每天冥想兩次，每次十五分鐘，連續這樣做四個月，血壓將會有所下降。

(2) 改善免疫功能

冥想還可以幫助改善免疫功能，抗擊疾病。有一項研究測試人們的免疫功能。這個試驗中共有兩組參與者，一組冥想，另外一組沒有。分別用感冒病毒侵襲他們，稍後進行的血液測試證實，冥想的那組參與者中血液中的抗體明顯高於另外一組。

(3) 改善女性健康

女性透過長期的、有規律的冥想練習，身體健康狀態可以得到很大改善：從不孕

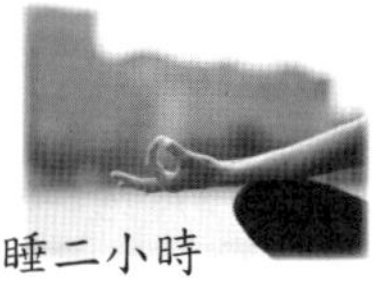

不育到痛經等問題，都可以得到改善。一項研究證實，冥想的女性中，百分之五十八的痛經問題得到極大改善。還有一項研究證實，透過十個星期的冥想練習後，那些不孕不育的女性明顯變得不像以前那樣緊張、失望和壓抑，六個月後有百分之三十四的女性懷上了孩子。

(4) 改善腦部活動

根據美國最新的一項研究證實，那些經常做佛學冥想的僧人，腦部活動更加活躍——負責學習和快樂的部位尤其活躍。另外有研究證實，冥想可以給人們減壓和減緩身體上的痛苦。**許多醫學研究證明：冥想可預防、降低或控制癌症等慢性疾病所產生的疼痛。**

冥想的其他作用還有：

①減輕心理、生理性障礙。

②解決更年期不適問題。

③調整睡眠，提高睡眠品質。

④增強放鬆能力。

⑤減輕緊張和焦慮。

⑥減輕習慣性恐懼反應。

⑦增強自信心。

⑧減輕軀體疼痛。

⑨增加內省能力。

⑩強化脊柱神經，增強身體柔韌性和靈活性。

⑪調節內分泌，延緩衰老，有利美容。

⑫加強內臟器官的功能，提高機體對疾病的自癒力。

⑬開發潛能，提高創造力。

⑭集中注意力。

⑮增強對他人的理解和同情心。

3冥想可以對抗生活壓力

認知決定情緒，一個人如果習慣朝著悲觀的方向想問題，那麼他的情緒肯定大部分時間是消極的。反過來，如果一個人的性格是積極的，那麼，即使遇到很困難的事情，他也能朝著樂觀的方向想，那樣也就能長期保持樂觀積極的情緒了。情緒的「選擇權」其實在每個人的手上，是願意開心地過呢，還是痛苦地生活，這些完全看你自己。

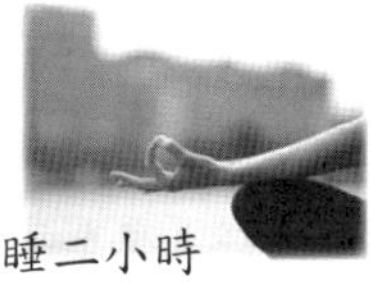

瑪麗亞在一家公司做秘書，做一些雜七雜八的事，時間久了，心裡很膩煩，對老闆的話不再像當初那麼放在心上，工作也越來越拖遝。老闆讓她打個文件，她心裡煩，打得錯誤百出。老闆看她這個樣子，就教訓了她幾句。瑪麗亞翻翻白眼，以示抗議，沒想到被老闆看到了。老闆很生氣，就說：「你要不願意做就算了，外面有的是人。」

瑪麗亞重新列印文件，心裡很不高興。可是她轉念一想，拿老闆的薪水就得為老闆做事，這是天經地義的，做得不好，挨訓也是理所當然的。這樣一想，她的心情又好了，認認真真地將文件列印了出來。

這就是認知，積極的認知方式可以讓人長期保持愉悅的心情。如果我們的「認知」更冷靜，當我們被別人批判的時候，我們就可以理解為：他這樣的口氣，說明他是個直率的人，難道我喜歡跟一個虛偽的人交流嗎？他的建議是好的，至於其口氣不好，等有機會了再跟他溝通吧。他可能是遇到什麼事情了，才會這樣。這樣想的話，哪還有什麼不高興的呢？

心情不好的時候，要學會轉變自己的思想、認知，從正面、積極的方向去思考問題。積極轉念法可以在短時間內調整自己的情緒，而且有助於建立高情商，在為人處世當中更成熟一些，不會輕易地被負面情緒控制。

積極的人生態度，不僅在冥想時要擁有，更重要的是在現實當中要擁有。要練習積極的態度，其實很簡單，任何事情發生以後，你都先對自己說：「太好了！」然後，再去找證據證明為什麼好。

例如生病住院，你可以說：「太好了！我終於可以休息休息了，還有朋友來看望我、關心我，說不定暗戀我的人還會來照顧我，嘿嘿……」

也許有人認為這是無聊的自我欺騙，自我欺騙是毫無意義的，你自己都知道是假的，怎麼欺騙呢？而事實是，任何事情都有好壞兩面，這是真的，我們如何評價，取決於看待問題的立場和角度。與其站在一個消極的角度讓自己難受，不如換個積極的角度讓自己開心。

4.冥想可以放鬆自我

冥想者較一般人更容易達到平靜而快樂的狀態。透過冥想，可以培養人們的注意力，穩定情緒，並且放鬆自我，保持身心愉悅。

迷惑、焦躁、嫉妒……總是在不經意間撲面而來，因此人們必須學會關照自己的負面情緒。怎麼讓這些不愉快的體驗快點離開你的生活呢？美國心理學家提出，可透過冥想來宣洩情緒。

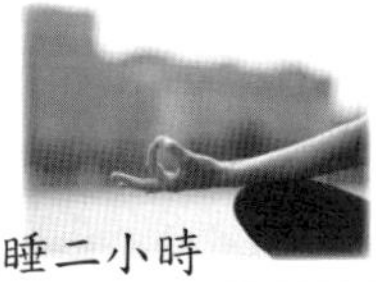

在忙碌與疲憊共存的現代生活中，冥想已經成為一種流行的、必然的放鬆與解壓方式。

美國著名女演員海瑟．格拉漢姆曾在醫生的指導下練習冥想，每天早晨起床後和下午各練習二十分鐘。她說：「過去我常常因為一些小事而長期擔心憂慮，其實這都毫無意義。冥想讓我懂得，內心的平靜才是最重要的，如果擁有了這份平靜，就擁有了所有的東西。」

冥想是一種很好的宣洩情緒的方法。現代人代表性疾病的根源就是各種壓力，而冥想是治療壓力的一個好方法。一個人冥想時，他會暫時遠離現實世界的喧囂，找回心靈深處的平靜和集中。在這一過程中，不僅心靈得到了最大的安寧，身體也得到了最大限度的放鬆，找回了身體的健康和平衡。

美國俄勒岡大學的一位教授曾選取四十名大學生為研究對象，他把這些學生分為二組，第一組每天固定冥想二十分鐘，連續做五天；第二組每天只做放鬆訓練。結果顯示，第一組學生在注意力和整體情緒控制方面都有了明顯改進，他們曾經存在的焦慮、情緒低落、憤怒和疲勞感也都有所下降。

在冥想時要注意以下幾點：

①冥想前要排空腸和膀胱，不要在吃飽飯後冥想。

②盤腿坐，面向北或東。

③剛開始坐下冥想時可能有很多想法浮現，不要擔心，慢慢把其他想法拋到一邊，將思想集中到呼吸上，透過練習會越來越平靜。

④某一天，你的冥想很成功；另一天，你冥想時有很多雜念。請你不要因此而沮喪，只要堅持冥想的原則，你會逐漸進步。

⑤一旦開始就不要放棄，每天在規定的時間冥想是很重要的。

⑥冥想可以逐漸消除氣憤的情緒，但是不要在生氣、沮喪、憤怒和生病時冥想。

隨著社會的發展，冥想也在發生變化。它不再是神秘的事情，而是非常大眾化的生活方式。如果你感到壓力大、情緒不好，不妨試著練習冥想。

5冥想可以提高人體免疫力

過去，人們一直用冥想來放鬆心靈、減輕壓力，但它的作用遠不止這些，它甚至能給你的身體帶來諸多健康奇蹟。許多研究證明，冥想不僅僅能給我們帶來心靈的平靜，而且能抵禦許多疾病，並提升身體器官的功能。

挪威的一項研究發現，那些每天進行兩次時間在三十分鐘左右的冥想的人，在運

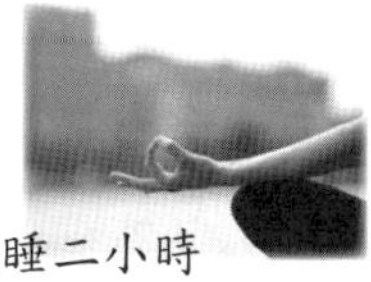

動之後，其血液中的乳酸水平明顯比沒有進行冥想的人低，而乳酸是導致肌肉疲勞和疼痛的重要原因。冥想為什麼能緩解運動酸痛呢？研究者認為，冥想提高了身體的活動效率，就如同一種熱身運動，因此當你運動的時候，身體就不會產生那麼多的乳酸。所以，如果想讓運動酸痛遠離你，不妨在保持運動習慣的同時也保持冥想的習慣：只要坐在那兒，深呼吸，將注意力集中在諸如「平和」「安寧」這類的詞上，就能緩解運動酸痛。

只需要閉上眼睛，將注意力集中在呼吸上，你就不僅能放鬆心情、緩解壓力，還能對抗感冒。這聽起來有些不可思議，但美國的最新研究發現，經常進行冥想的人在注射了流感疫苗之後能產生更多的抗體，這證實他們擁有更加強健的免疫系統。研究者還認為，這是因為冥想增強了左腦的活動能力，而這和免疫系統的功能有關。所以，面對流感威脅的時候，你在進行健身、營養保健之外，還可以試試冥想的神奇力量。

在競爭激烈的現代社會，心臟已經成為我們身體器官中最容易受威脅也最為脆弱的部分。飲食習慣的改變，讓心臟承受了生命之「重」；現代文明病的氾濫，也讓心臟成為易受害器官之一，而冥想是能夠發揮保護心臟作用的自然修身方法。美國的一項研究證實，如果每天進行兩次二十分鐘的冥想，就能有效地保護心血管的健康。這些試驗發現，那些進行冥想的人血管裡的脂肪沉積更少、血管壁更薄，能將心臟病的威脅降低百分之十一，中風威脅降低百分之十五。冥想對於預防高血壓也同樣有效，每天進行二十分鐘的冥想，可以降低年輕人的血壓，並能減少他們在老年時患上心血管疾病的風險。

有研究證實，冥想能透過減輕心靈壓力、提高生活品質、提升免疫系統功能，來幫助癌症患者康復。在這項研究中，乳腺癌患者和前列腺癌患者在進行放鬆和冥想後，症狀明顯得到了改善：睡眠品質提高了，願意參與運動了，免疫功能提升了，體內分泌的抑制癌細胞生長的物質增多了。

在面對重病的時候，病人的康復、求生意志至關重要。透過冥想，給自己快樂的生活暗示，調節心理狀態，從疾病的恐慌中走出來，積極地參與人生，這便是最為有效的康復通道。

即使是健康人，經常沉思冥想也可以消除疲勞，有益於左右腦平衡和給機體健康「充電」。專家認為，冥想對人體的免疫系統有良性的促進作用，能提高人體抵抗力，達到預防疾病的功效。國外的一項醫療調查顯示，沉思冥想者比不善此舉者的發病率要低百分之五十，染上威脅生命的重病的機率要低百分之八十六。

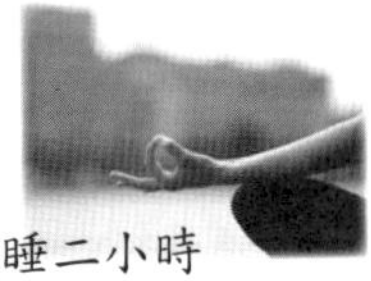

三、一呼一吸，一坐一思，皆是冥想

冥想的具體方法也是多種多樣的，有坐禪的冥想，也有站立姿勢的冥想，甚至舞蹈式的冥想，還有祈禱、讀經或念誦題目也是冥想的一種。凡是可以達到「無心」（也就是能夠停止意識）的任何一種活動都可以是適合的冥想法。甚至還有人認為，看喜歡的電影、聽喜歡的音樂或是興奮地計畫自己的未來，也都可以用作冥想的方式。

1正確呼吸，控制自己情緒

呼吸是一把健康的鑰匙。德國偉大詩人和思想家歌德就曾發出這樣的讚歎：「一呼一吸，是上帝的恩典，使得生活美妙無邊。」呼吸的影響力不僅僅是在身體方面，它還與情緒、思想息息相關。例如，當人們受到驚嚇時，會倒吸一口氣並屏住呼吸；當人們感到疲勞和煩悶時，呼吸會被拉得很長，會打呵欠；當人們感到生氣或難過時，呼吸就變得沒有規律而且起伏很大；當人們感覺緊張、擔心或焦慮時，呼吸就會變得很淺；當人們心情愉快時，呼吸就會變得平穩、徐緩。而不當的呼吸方式，會讓人變得容易精神緊張、煩躁，負面的情緒及壓力自然無法得到釋放與舒解。因此，如果你能控制呼吸，就有可能減少情緒的波動。

關於呼吸與情緒的關係，阿拉伯醫學家阿維森納的《醫典》第一千零九十一條說：「呼吸於是就在原創力的混合體中產生，並逐步接近神聖生命體。它是——一種發亮的物質，是——一束光線。」第一千零九十二條又說：「這就是當人看到光明時心中充滿喜悅，處於黑暗中便感到失落的緣由。光明與呼吸是和諧的，黑暗卻恰恰相反。」

冥想的練習，歷來重視呼吸的作用，它們利用呼吸去實現不同的目的。因為調節自身的呼吸方式，對於情感、情緒的自控有獨特功效。透過呼吸調節，很容易將自己的「注意力」從情感的衝動轉移到自身的呼吸上，將自己的精神統一到呼與吸的行為上，從而達到控制衝動、平息激情、恢復理智、實現自制的目的。

呼吸是我們心理健康的反映，改善呼吸對許多有情緒障礙的患者是有效的醫治良方。美國精神衛生家亞歷山大曾經研究抑制呼吸對情緒造成的障礙。根據觀察，精神分裂症病人多趨向使用上胸部呼吸，而神經症病人則用表淺的橫膈式呼吸。因此，有的醫生教會病人採用正確的呼吸方式，幫助病人逐漸恢復正常生活。

從現在開始，請大家學習正確的呼吸方法，以此減輕焦慮、緊張情緒。當你與人爭論而氣惱時，或正準備作首次演講和演出而感到緊張時，或正設法解決一個難題而

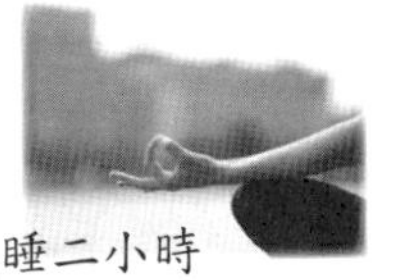

感到焦慮時，建議你停下來，做幾次深呼吸。這時，你就會感到放鬆，不再皺眉頭、發脾氣。

具體冥想的做法是：閉目坐在椅子上，努力使自己的心情平靜下來，然後慢慢地、較深地吸氣，緩慢而有節奏地吸氣。充分吸氣之後，幾秒鐘之內停止呼吸，然後把氣徐徐吐出。吐氣時，要比吸氣時更慢。一邊做這樣的深呼吸，一邊在每次吐氣時心中數著「一、二、三……」反覆多次後，肌肉會從緊張進入鬆弛的狀況，可以使緊張的情緒得到相應的緩解。

2.呼吸訓練，放鬆我們的精神

使自己精神放鬆，然後進行冥想訓練，這樣就能夠輕鬆地看到出現於大腦的心像。為此，我們首先應該學習讓精神得到放鬆的鬆弛訓練。

要使自己的精神處於鬆弛狀態，直接進行內心調節是極為困難的。誰都有過這樣的實際感受，靠自己的意志自由自在地控制自己的意識或者內心狀態，是一種非常不容易的事。

然而，自古就流傳一種使人容易控制自己意識的秘訣，那就是「丹田呼吸法」。

據說這種秘訣是釋迦牟尼在修行時發現的，他就是透過冥想和丹田呼吸到達了大徹大悟的境界。

丹田呼吸法能夠調和身心，使自己的身心與天地調和之氣保持一體化。這樣我們就可以得到和宇宙的一體感，發揮出通常發揮不了的超常能力。

每個人的身心其實都具備仙人般的卓越能力，透過丹田呼吸法就可以發掘出這些能力。現在我們就把古時候流傳下來的方法活用到冥想上。

丹田呼吸法的具體方法如下：

進行呼吸的時候，在呼氣時，盡量使下腹部往裡收縮，同時用力使橫膈膜收縮，保持下腹部的用力狀態；在吸氣的時候盡量使下腹部向外膨脹，並使下腹部達到弧形的形狀。為此，人們也將丹田呼吸稱為「弧形呼吸」。

在呼氣的時候，我們要想像體內的惡氣完全排出了體外；在吸氣的時候，想像宇宙的能量從頭部頂端（百會穴）進入臉部、頸部、胸部和腹部，全身都充滿了宇宙的能量。這樣可使容易上揚之氣下沉，使容易下行之血上揚。

呼氣時加長呼氣，能夠使人的上半身神清氣爽，下半身溫和舒適。這種上部清涼、下部溫暖的狀態，就是「交」的狀態，是平衡調和的狀態。在這種狀態下，我們方能與宇宙保持一體化。這時，我們的身心非常鬆弛。

多練習丹田呼吸，可以讓身體獲得充足的氧氣，能有效疏解壓力，消除緊張情緒，讓人精力充沛。

除了丹田呼吸外，腹式呼吸對人體也很重要。腹腔內藏著除心、腦、肺之外的全部臟器，包括消化系統、造血系統、泌尿生殖系統及內分泌系統、淋巴系統的一部分，並擁有大量的血管、神經，因此腹腔是非常重要的。

人在學會直立行走以後，就逐漸變為胸式呼吸了，可這種呼吸方式會導致胸部橫膈膜的運動較小，使呼吸多集中在肺部的上、中部進行，再加上如果繫上了腰帶，更限制了腹式呼吸。

如果每次都透過腹部呼吸，可使中下葉全部肺泡及時開發，還會透過腹壁的前後運動、膈肌的上下運動，使腹內胃、腸、肝、膽、脾、腎等器官得到運動，有利於加強這些臟器的氣血循環和發揮它們的正常功能。

腹式呼吸也是一種良好的按摩，可以促進胃腹運動，改善消化機能。腹肌又是排便的動力肌，有規律的腹式呼吸還能防止習慣性便秘。當然，最重要的是，這種呼吸方式是緊張時的一劑「減壓藥」，多練習腹式呼吸，可以讓身體獲得充足的氧氣，能有效疏解壓力，消除緊張情緒，讓人精力充沛。在任何時候，如交通堵塞時，參加重要面試時，在考試過程中，下班後仍無法從緊張忙碌的狀態中脫離出來時，都可以進行腹式呼吸。

那麼如何進行腹式呼吸呢？腹式呼吸的方法並不複雜，具體方法有兩種：

①順式呼吸時盤腿而坐，全身放鬆，兩手自然放在膝蓋上。頭微微下垂。呼吸時下腹部要暗暗用力，吸氣時，腹部鼓起；呼氣時，腹部縮緊。

②逆式呼吸就是反過來，吸氣時將腹部收縮，呼氣時再把腹部鼓起。做腹式呼吸時要注意把握以下幾點：一、呼吸要深長而緩慢；二、用鼻呼吸而不用口呼吸；三、一呼一吸掌握在十五秒鐘左右，每次五～十五分鐘，當然時間再長一點更好；四、呼吸過程中如有口津溢出，可徐徐下嚥，不要吐出。

當你習慣了運用腹部，做平穩順暢的深呼吸後，你會發現，即使在一整天繁忙的工作後，依然活力充沛，神采奕奕。如果能在睡前練習一下腹式呼吸，你將能獲得一夜好眠；上班時若是覺得精神不繼、疲倦煩躁的話，抽空做個腹式呼吸，也能幫助你保持頭腦冷靜，做出正確果斷的決策。

3.練習呼吸，提升精神能量

壓力除了讓人感到疲憊之外，還會影響到消化系統及體內其他器官的運作，現代人常有的背痛、偏頭痛、失眠等文明病，都是因為壓力而生。《瑜伽經》中有云：「改變你的呼吸，就改變了你的身體；改變你的呼吸，就改變了你的心靈；改變你的

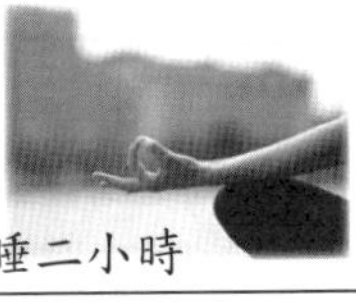

呼吸，就改變了你的命運。」瑜伽之所以能夠有效解除壓力，一個重要的因素便是正確的呼吸，透過呼吸方式的調整，藉以放鬆心智，強化器官正常運作，同時提升精神能量，趕走壞心情。

正確的呼吸法搭配冥想，也能和瑜伽一樣，能喚起內在的能量與潛能，撫平情緒，幫助你盡快擺脫壓力和焦躁情緒。

睡前是練習冥想呼吸的最好時機。躺在鬆軟的床上，先做幾組深呼吸，使身體平靜地放鬆下來；然後閉上眼睛，保持呼吸平緩，盡力去想像草原、大海那一望無際的畫面，想像綠色、藍色，想像自己身處其中、無拘無束……同時感覺自己身體上的變化。進行多次的冥想練習後，你就可以嘗試進入冥想呼吸了：「深呼吸——放鬆——均勻呼吸——藍色——大海——一望無際——放鬆——」練習完以後，整個人會變得心情平和，壓力盡去。

還有一種日出冥想呼吸。這個日出冥想呼吸，把體位、調息和冥想的練習和益處結合在一起，透過脊椎張力發出的熱量將很快傳遍全身，心裡同時變得非常專注、柔順和平靜。以下就是日出冥想呼吸的基本方法：

①盤腿坐，或簡易坐均可，背部挺直。

②雙手放在肋骨兩側，掌心向上，肩部放鬆，保持自然呼吸。

③深吸一口氣，然後一邊呼氣、低頭，一邊雙手翻轉，手臂伸向身後，並盡量伸直靠近，呼盡。

④慢慢吸氣，抬頭挺胸，臉朝上，同時雙臂從身體後側慢慢上舉，手掌在頭頂相碰，然後分開，脊椎感覺向上拉伸並略後彎，手臂感覺正抱著一個很大的能量球。吸滿，屏氣，保留五秒鐘或者更長。

⑤慢慢呼氣，雙手在頭頂合十後，慢慢沿著身體中線放下，從額頭到鼻尖到胸口到肚臍，脊椎前曲，含胸，就如鞠躬一樣。

⑥再次吸氣，打開雙手，掌心向上，向前伸出，並慢慢抬高直至頭頂。這個過程中脊椎逐漸挺直。

⑦慢慢呼氣，雙手慢慢降落，從頭頂上方，到面部前方，到胸部前方，呼盡時，回到肋骨兩側。

⑧重複以上動作，練習八～十五分鐘。

⑨結束時，雙手從肋骨兩側放下，右手放在左手的掌心裡，大拇指輕輕相觸。保持平和的呼吸。

在練習過程中，眼睛可閉上或微微張開，若睜開請專注於鼻尖。練習最佳時間是

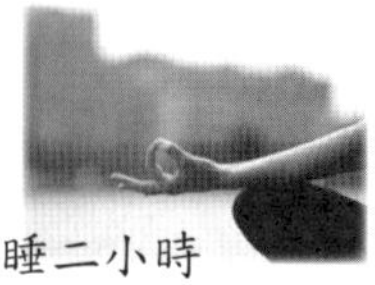

早晨，最好面對太陽方向。

4.修禪打坐，觀照自己的內心

冥想是一種意境，專注於自身的呼吸和意識，感知生命每一瞬間的變化。在專注於一呼一吸的同時，記住自身最理想的狀態，讓自己沉浸在拋開萬物的狀態，找到心靈的平衡。冥想的第一階段是將心靈集中到一處，讓自己保持鎮定狀態，不為外界的刺激而動搖，持續進行心靈深處的冥動。第二階段是心靈逐漸變得平穩，繼而感受到純粹和明朗。最後，心靈完全失去主觀與客觀的對立感，進入渾然忘我的狀態，和宇宙合而為一，即宗教上所講的解脫。

在冥想理論裡，正式的禪坐訓練，我們稱為「主練習」；而運用在日常生活中的觀照練習，我們稱之為一般練習。

初學冥想，如何讓身心進入「定」的狀態，是一個難點。精神的暫時集中並不難，然而要長時間集中精神，排除雜念的困擾，就是相當困難的事情，需要對我們內心的意念進行控制。

要想很快「定」下來，關鍵的一點就是要有一個輕鬆的心態。這就需要對所謂的「雜念」有一個正確的認識。從心理學角度講，雜念是我們日常生活的經歷在我們頭腦中的「心理殘餘」。當我們的頭腦停止思考的時候，這些「心理殘餘」就會跑出來佔據我們的頭腦，這是一個很正常的心理過程。每個人都會有雜念，包括那些「冥想功夫」非常高深的宗教大師們也不例外。隨著「觀照訓練」的練習，雜念自然會越來越少。每一個高明的冥想導師都持這樣的觀點：對待雜念的正確態度，就是任它來去，靜靜地觀察它。因為，雜念最大的危害，就是學習者由於雜念而產生的「要『控制雜念』的雜念」。

觀照是冥想的核心部分。寫過《佛教觀照法：心靈修煉手冊》的僧侶尼諾波尼卡．斯若對觀照的定義是：「很清楚且全然地覺知所有真實發生在我們身上的事物。」我們平時並不常做這種練習，總是走馬看花，沒有仔細觀察這個世界。他又說：「佛陀教導我們正確觀照的方法……他提供我們最簡單明瞭、最透徹有效訓練自心解決問題的方法，把我們從貪婪、仇恨、迷惑當中釋放出來……它適用於東方以及西方，適用於所有人。」

觀照的練習方法是：

①完成準備活動。

②深呼吸三～五次，呼吸要盡量深而長，讓心情得以徹底平靜，頭腦達到清醒而平和。

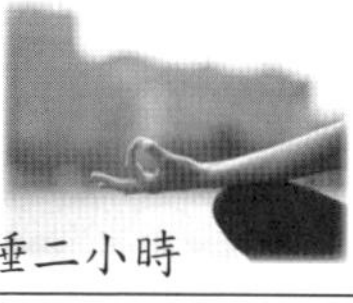

③保持中等長度的深呼吸，呼吸要深而長。

④隨著呼吸，用心體察身體的每一部位隨著呼吸而產生的每一個細微變化，以及頭腦中每一個意念的變化。

⑤在意識進入冥想狀態之後，開始在大腦中重現自己最美好的經歷，就像放3D立體電影一樣，將過去的經歷盡量全面、真切地呈現出來，並讓自己的身心完完全全、真真切切地融入進去，而讓自己的大腦始終作為一個客觀的旁觀者，靜靜觀察這一切。

⑥觀照的對象，可以是任何你認為在你生命中最美好的經歷。

⑦在觀照時，不僅要呈現真實的場景，還要盡量呈現身體和內心的感受與感覺，讓自己的身心「真正」地投入到當時的情境中去。

⑧在任何想要停止的時刻，停止練習即可。

假如你無法運用你的修持來把握每個當下，那麼請你去安靜地做下呼吸的冥想。這樣，可以有效地把你散亂的思維集中到一個點上。如此，你就懂得了冥想觀照帶來的思維構造力。修行的本質並沒有任何奇特的地方，它的實質就是反覆深入自我觀照心靈的相續，並且改變它、修正它，否則，這個寶貴的人心會被浪費。相反，如果你用一生的時間追逐自己的念頭，執著它所創造的輪迴，實際上，就是在夢幻中迷失了自己而不能自拔。

每天冥想要從細微處著手，不要奢望神奇的輝煌，看穿這些虛榮的把戲，仔細觀照自己的心吧。即使在今生，你無法徹底轉化你的心，你無法在證悟上取得多大進展，只要你安靜守護自己的內心，觀照自己的每一個念頭，雖然你無法達到在睡眠中清醒，或者在問題面前還不能控制自己的心，但只要你努力地修正自己每個念頭，虔誠地對待自己的內在心靈，而不是做做樣子，那麼，從內在的層次，你已經轉化了你的心境，從而轉化了你的生命，安靜、觀照、放下，你已經展示出了最大的成就。

5.靜坐沉思，敞開我們的心扉

靜坐也是冥想的一種簡單的放鬆心情的方法。靜坐會使呼吸次數減少，心跳減慢，降低肌肉緊張的程度。心理和生理是分不開的，靜坐可以增加自己的內控程度，促進自我實現，改進睡眠狀況，而且在面對壓力的時候，也會有更多的正向感受。

靜坐就要找個舒適、安靜的地方，盡量排除外界干擾。當然這是對於初學者來說的，這樣有利於初學者很快進入狀態。一旦熟練以後，任何地方都可以靜坐，例如，在飛機上、咖啡廳、公園裡甚至在公共汽車上。對於初學者來說，還必須找一把合適

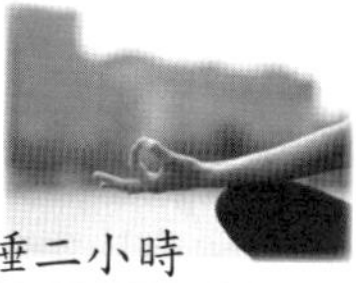

的椅子，因為靜坐和睡覺不同，它們會產生不同的生理反應。為了防止睡著，最好找一把直背的椅子，它可以幫助你把腰挺直，可以支撐住背部和頭部。

坐在椅子上靜坐時，讓臀部靠著椅背，雙腳略微伸直，雙手放在膝蓋上，盡量讓肌肉放鬆。若坐的地方足夠大，也可以選擇盤腿姿勢。然後，閉上雙眼，吸氣時心中默念「一」，吐氣時則默念「二」。不要有意去控制或改變呼吸頻率，要很有規律地吸氣、吐氣，如此持續二十分鐘。靜坐時，頭不要垂下來，要輕鬆地挺直脖子或者靠在長背的椅背上，因為垂頭會使頭部和肩膀的肌肉得不到有效放鬆。

如何知道二十分鐘是否到了呢？你可以看看手錶，若時間還沒有到則繼續，若時間到了則停止。在整個靜坐過程中，看一兩次時間是不會影響靜坐效果的。以後靜坐次數多了，自然會產生二十分鐘的生物鐘。

當你靜坐完畢後，要讓你的身體慢慢恢復正常狀態。先慢慢地睜開眼睛，看房間中的某個固定點，再慢慢地看其他地方。然後做幾次深呼吸，伸伸腰，站起來，再伸個腰。不要匆忙地站起來，否則可能會覺得疲倦，或者有不放鬆的感覺。在你的血壓和心跳都很慢的情況下突然站起來，可能會產生眩暈的現象，因此，切記要慢慢地使身體恢復原狀。

通常在靜坐過程中不會有什麼問題出現，但若感到不舒服或頭暈眼花，或者有幻覺的干擾，只要睜開雙眼，停止靜坐就可以了。每天最好靜坐兩次，每次二十分鐘，最好是在起床後以及晚餐前各做一次。

靜坐可以降低新陳代謝，靜坐以前應該避免飲用一些含有咖啡因等刺激性物質的飲料，如茶、可樂等。另外，靜坐前也不要吸菸，不要在飯後靜坐，因為在吃完東西之後，會有很多血液流往胃，而靜坐則是希望血液能在全身流動，遍佈手足四肢，飯後靜坐血液循環較差，難以達到放鬆效果。

別把靜坐看作只是每天花二十分鐘做的一種運動，在所有的靜心系統中，靜坐具有提升意識及覺知度的功用。當我們從靜坐練習中恢復到日常作息活動時，意識會從由內凝聚轉為向外開放，其實在靜坐時，我們的心就已經敞開來了。

佛教對此有一段文字說明：「意識變得來去自如，煩躁和清醒不會互相干擾，這就像你馴服了心中的一匹野馬，完全按照你的命令行動。」

靜坐練習能讓靜坐者及其神經系統從粗糙狀態進入精微狀態，在靜坐過程中，應該盡可能地延長放鬆感及均衡感的時間。在張開雙眼前，花一到兩分鐘感受周遭的世界；然後張開眼睛，安靜地坐一到二分鐘，這總共約二到四分鐘，只單單在體驗「純粹坐著」的感覺。接著，在保持清醒的狀態下，慢慢地伸開雙腿，緩緩做幾次呼吸，就可以起身去做其他事情。

靜坐所產生的清醒狀態，應該帶進每天的活動中。就像臥式放鬆法可以成為日常生活習慣之一，你也要把這種均衡的感覺隨時運用在日常生活中：上菜市場、上班、搭公車、從事田徑運動、打網球、高爾夫球等等。

就像在靜坐時如果心跑走要把它抓回來一樣，當你在日常生活中進行任何一件事時，每一片刻都要全心參與，一旦分神，要立刻拉回到覺知狀態。

6.學習沉思，心需要靜養

美國有一位名叫露西莉．布萊克的女人，她的生活非常忙碌，簡直是一刻不停，結果終因心臟病發作被送進了醫院，醫生要求她必須躺在床上靜養一年。

她又哭又叫，心裡充滿了怨恨和反抗，但沒有辦法，只得遵照醫生的話躺在床上。開始時她很消沉，她的一個朋友就勸她說：「你現在覺得在床上躺一年是一大悲劇，可是事實上並不那麼糟。至少你可以有更多的時間自由思考，能夠真正地認識自己，說不定會有更多的成就。」聽了這話，她平靜了下來，開始樹立新的價值觀念。

後來，她每天都強迫自己想一件快樂的事。她開始學會沉思，思考自己的人生，思考自己的過去和未來。

一年過去了，她終於結束了臥床生涯，也成了一個快樂的人，因為她學會發現並

珍惜自己擁有的東西，而且養成了每天回憶快樂事的習慣。

沉思是現代人最需要學習的自我身心調節方法。我們除了靠正常的飲食和充分的營養來改善體質，還要靠學習沉思來增強生命原有的能力。

人體在沉思時，全身肌肉放鬆，心率、呼吸及大腦電波緩慢，適度有序；耗氧量減少，基本代謝率降低，免疫功能增強；全身小血管舒張，血中腎上腺素與其他緊張激素下降，大腦皮層處於保護性抑制狀態，皮層功能同步化增強，神經功能協調統一等一系列的生物生理變化，對強身健體、防治疾病及延緩衰老均相當有利。

科學研究證實，沉思不僅能修身養性、調節和增進大腦功能，對養血安神、逐漸消除失眠引起的神經衰弱也很有效。靜思可以使腦電波穩定，大腦功能迅速得到恢復。沉思時的能量消耗比安靜休息時減少百分之二十。當人心情舒暢時，可分泌一些有益的激素、酶和乙醯膽鹼等，這些物質能把血流量及神經調節到最佳狀態，從而增強免疫系統功能，提高抗病能力。

沉思作為健身之道，極為簡單有效，而且沒有副作用，是最根本的健身之道。沉思不但能減緩身體的老化，甚至能夠重新恢復生命的活力。

有一位神經衰弱病人，整天全身疼痛，多種檢查無陽性體徵，服用中西藥均無效果。後來，有醫生每天給病人出幾道數學題，或讓他寫一篇作文。十天以後，病人睡

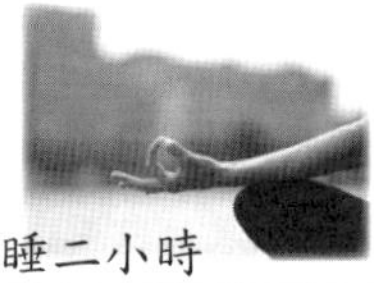

眠安穩，疼痛消失。醫生說，這是透過沉思冥想，引導病人對一些事物進行思考，以擺脫和對抗病態情緒，從而使病情好轉。

沉思冥想可以緩解身體的緊張狀態，這是一個意志和精神戰勝疾病的過程。病人透過思想的放鬆，由消極轉變為積極，從而達到戰勝疾病的效果。沉思冥想法是一種靜養方式，但它比身體運動更有益於身心健康，它可以鬆弛神經，提高機體免疫力，還可以穩定血壓、減慢心跳。

美國哈佛大學一位醫學家曾指出：「一個人身心過分緊張，會削弱體內免疫系統的機能，冥思遐想帶來的完全鬆弛，會減緩身體的緊張，是防治許多疾病的有效方法。」美國耶魯大學醫學教授伯尼．塞格爾認為，沉思冥想可以治療包括心臟病、關節炎在內的多種疾病，甚至可以治癒和預防愛滋病和癌症。荷蘭的醫學研究證明，沉思冥想者比其他人的致病率低百分之五十，在威脅生命的重病比率方面，更低百分之八十七。

《美國心臟病學雜誌》曾發表的一篇論文認為，沉思冥想不但有助於修煉，還能大大降低高血壓患者患心血管疾病的機率。研究人員對二百零二位平均年齡在七十二歲的高血壓病人，進行了長達十八年的跟蹤調查，最後發現，練習沉思冥想的病人，動脈壁厚度明顯縮小，患心血管疾病的機率比對照組要低百分之三十。

沉思冥想的具體鍛鍊步驟是：背靠椅上，頭部順其自然，或靠或斜均可，閉目靜思。沉思冥想的物件最好是以往的愉快事情，也可以是大自然美好的風光如藍天、白雲、草地等。任憑想像馳騁，最好達到飄飄欲仙的程度。沉思冥想每天可進行二～三次，每天十～二十分鐘。必須在進食二小時以後進行，以空腹為宜，如早餐前或睡前做效果更佳。

沉思冥想不再是思想家、哲學家的專利，如果你希望自己活得健康，活得灑脫，就該多沉思冥想！

四、讓身心得到最佳冥想方式

冥想原本是宗教活動中的一種修心行為，如禪修、瑜伽、氣功等，但現今已廣泛地被運用在許多心靈活動的課程中。冥想的方法有很多種，如禪坐冥想、慢走式冥想、音樂冥想、沉思冥想、瑜伽冥想、燭光冥想等。只有找到適合自己的冥想方式，才能夠讓身心達到最佳的放鬆狀態。如果採用不恰當的冥想法，就會白費心力。

1.深度養心的瑜伽冥想

瑜伽冥想能使人內心更為平靜，利於消除緊張、怒氣等。從某種意義上說，人的免疫系統和心情緊密相連，可以說，瑜伽冥想也是強有力的預防性良藥。瑜伽冥想是運用瑜伽動作，使身體關節放鬆及拉伸，讓心情徹底放鬆，把注意力集中在某一特定對象上的冥想方法。瑜伽冥想是身體與精神雙受益的方式，一般來講，瑜伽冥想能夠深度養心，因此能讓人深度放鬆、調養身心，特別適合身心有問題的焦慮症、輕度憂鬱狀態、輕度強迫症、慢性失眠和更年期身心症等人群。能讓練習者放棄對身體健康有害的壞習慣，如飲酒、吸菸、暴飲、厭食等。

冥想是瑜伽中最重要的內容。瑜伽冥想可以使人拋開種種物質欲念，緩解壓力，修復人體受損的細胞，而這是深度睡眠無法達到的。

在所有的冥想體系中，沒有哪一種比得上瑜伽冥想的功效那麼直接、久經時間考驗或廣為人們使用。瑜伽冥想練習極為簡便易行。沒有什麼硬性、嚴格的規定。

下面我們簡要介紹一下瑜伽冥想的基本方法：

①開始練習冥想的時候，全身放鬆。要暫時放下一切的思緒，全部的意念集中在身體上，把自己的處境幻想成一個鳥語花香的地方，很美很美，使身心得到放鬆。

放鬆了的身心，使整個人覺得就像是飄浮在空中，什麼煩惱雜念都沒有了，彷彿這個世界就只有自己——個人存在。

②選擇一個讓自己感覺很舒服、放鬆的姿勢來練習。如果可以的話，用全跏趺坐的姿勢；如果你不能做這樣的姿勢，則可以選擇半跏趺坐或簡易坐（左腳腳心貼在右大腿內側，右腳腳心反方向貼在左小腿內側，雙腿盡量平鋪在地板上來練習）。

以上各種坐法，雙手食指和大拇指指尖靠在一起，其餘三指放鬆，但不彎曲，掌心向上，放在膝蓋上。讓背部、頸部和頭部保持在同一條直線上，背勿靠壁。面向北面或者東面。正確、穩定的坐姿是冥想成功的關鍵，因為不穩定的姿勢會使思想、意識也變得不穩定。

③先做五分鐘的深呼吸。然後讓呼吸平穩下來，建立一個有節奏的呼吸結構：吸氣三秒，然後呼氣三秒。

④如果你的意識開始游離不定，就把它輕輕地引回來。既不要強行集中注意力，也不要讓意識毫無控制地東遊西蕩、散漫無歸。安靜下來以後，讓意識停留在一個固定的目標上面，可以在眉心或者心臟的位置。

⑤利用自己選擇的冥想技巧進入冥想狀態。在冥想中，你要清晰地體驗模糊不清的情緒，包括積極正面的情緒和消極負面的情緒，仔細回顧負面情緒產生的全部過

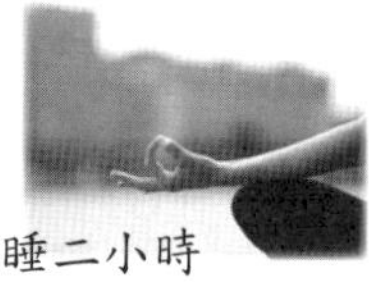

程，在哪個環節上做出了不符合事實的判斷，或者是回想快樂的時光、甜蜜的時刻。

⑥約十五分鐘的冥想後，要調整呼吸，透過丹田運氣來調節，從而排出體內濁氣。這時，整個人昏昏欲睡，身心全放鬆了，靜靜地享受這份難得的寧靜與輕閒。

在進行瑜伽冥想時，還應注意以下幾點：

①清晨和睡覺前是做冥想的最佳時段，其他時段只要你有空閒都可做，但盡量不在冥想前吃東西，或在飯後立即冥想，否則會影響精神狀態。

②選擇一個專門的沒有干擾的地方來練習，這樣可以幫助你找到安寧感，易於進入瑜伽冥想狀態。利用相同的時間和地點，會讓精神更快地放鬆和平靜下來。

③在冥想的過程中，要保持身體溫暖，比如天冷時你可以給身體圍上毯子。

④如果你利用一種冥想方式練習幾次都感覺不舒服，那麼你可以放棄這種方式而選擇另外一種更適合自己的方式。

⑤練習瑜伽冥想要循序漸進，開始時試著每天做一次冥想，以後可以增加到每天二次。冥想的時間應由五分鐘慢慢地增加到二十分鐘或者更長，但不要強迫自己長時間地靜坐。

⑥練習瑜伽冥想不能心急，不要期望在很短的時間內就達到預期效果。

2.刺激心靈的音樂冥想

音樂冥想是最好的放鬆身心、獲得活力的方法。閉上眼，在音樂的包圍中，放鬆自己僵硬的身軀和思想，在安靜的音樂中讓一切思緒趨於平穩。它是現代都市人在壓力下，獲得深度休息的最佳途徑。

音樂冥想是一種優雅的冥想方式，沒有固定的動作，只要自己覺得舒服和適合就可以。

冥想時，需選擇一些舒服、放鬆和喜愛的音樂，最好是自然界聲響的音樂，如浪濤、花香鳥語等，也可以是自然加上柔性的東西方樂器、神秘的電子合成音樂……這些音樂能夠引冥想者進入神奇的自然冥想狀態，不同的音樂能帶來不同的心靈境界。

音樂冥想在使人獲得身心平和安寧的同時，還有激發無限的精神之愛和幸福美妙感受的作用，同時還能刺激心靈煥發新的內在能量，淨化心靈，釋放心靈毒素等。

放緩腳步，輕閉雙眼，讓心靈小憩，讓音樂如一股暖流，汩汩漫過倦怠的心靈，重拾久違的安寧與平和。在日常生活中，音樂能夠給人們帶來的歡樂是不言而喻的。同時，有研究證明，音樂可以幫助緩解人們的緊張情緒。但是，什麼樣的音樂能夠舒緩人的情緒呢？最近英國科學家發表的一項研究報告顯示，速度舒緩的音樂能夠對緊張的情緒產生放鬆的作用，而且等音樂停止後，聽音樂的人心跳節奏和血液循環系統會得到進一步調整。而那些有過一些音樂訓練的人，能夠從音樂中獲得更明顯的健康效益。

音樂冥想療法源於歐洲，可以說是歐洲的傳統醫術之一，歐洲許多家庭會在家中準備一張光碟以備不時之需。不同音樂有轉化不同負面情緒的效果，令心理上的傷口一一被修補，使人能夠以健康的身體、愉快的心靈去迎接新一天的挑戰。

在醫學研究中發現，經常接觸音樂節奏、律動，會對人體的腦波、心跳、腸胃蠕動、神經感應等，產生某些作用，進而使人身心健康。音樂無形的力量遠超乎個人想像，所以聆聽音樂、鑒賞音樂，是現代人極為普遍的生活調劑。慢節奏、比較安靜的音樂可以使人的呼吸器官放慢進氣和呼氣速度，產生安靜的冥想空間。這也是透過科學研究第一次證明，音樂可以比較容易地使人的呼吸速度變慢。當人的呼吸速度變慢時，人的血壓通常也會下降，而且還有助於肺部更加有效地工作。

音樂冥想比傳統的冥想靜坐方式要更輕鬆簡單，適合忙碌紛繁的現代人，尤其是冥想初學者，他們往往無法進入「專注於一點」形式的冥想，因為那需要強力的專注，密集的鍛鍊，以及對各種冥想問題的克服，如昏沉、散亂。音樂冥想還可以觸動感情。

音樂冥想的基本步驟是：

①以放鬆的姿勢伸展背部，肩膀放鬆，然後輕輕地閉上雙眼。在傾聽美妙音樂的同時，慢慢地呼吸。

②先盡可能地呼出體內的濁氣，然後用鼻子吸氣，讓肚子鼓起來。同時，去感覺吸入周圍的一切喜悅，一邊在心裡說「太好了」，一邊吸進新鮮空氣；也可以想像吸進了許多宇宙的能量。

③接著用鼻子呼氣。這時，想像自己接受了喜悅，以感謝的心情在心裡說「謝謝」，同時心中描繪自己送出內心淨化了的能量的影像。

④冥想中什麼都不要考慮，只要全心地沉浸在喜悅和感謝之中即可。

進行音樂冥想時，音樂的選擇很重要。不同的音樂能帶給人不同的心靈境界，但——一般以柔和、愉快、輕鬆的音樂為佳。

當你出現焦慮、憂鬱、緊張等不良心理情緒時，不妨試著在音樂冥想中看看「多瑙河之波」，逛逛「維也納森林」，讓自己在短時間內放鬆休息，恢復精力。

3.放下雜念的燭光冥想

燭光冥想可以讓人放下所有的私心雜念，感受當下的內在平靜，可以使人解除壓力，從而使心靈更加平靜，精神更加飽滿，自信心無形增強。

燭光冥想即「一點凝視法」練習的一種，「一點凝視法」在梵文中的意思是「中心的視覺」，按中文翻譯即為「凝視」。當視覺干擾停止後，人們的心靈會很容易變成水波不興的平靜水面。所以這項練習是集中和冥想間的橋樑。進行這一練習還可以保養眼睛並改善有缺陷的視力。

燭光冥想是用眼睛。眼睛張開，不要眨眼，其實只要掌握了原理不使用蠟燭也可以掌握冥想。不使用蠟燭，把眼睛睜開，盡量不眨眼，疲勞了需要眨眼來保護眼睛，但是你控制它，不眨，這時頭腦的思維就停止了，沒有了任何思維。

燭光冥想透過凝視可以加快眼部的血液循環，而流出的眼淚又可以排出眼中的雜質。它可以提升自信心，練就有神的雙目，讓你能坦然面對他人的注視，目光不會游離。它是一種極好的放鬆冥想方法，透過凝視燭光和在腦海裡捕捉火焰的影像，逐漸進入冥想狀態，常練習可以使人解除壓力，從而心靈更加平靜，精神飽滿，自信心無形增強。練習後會明顯感覺眼部疲勞得到解除，視力得到加強，眼睛明亮而靈敏，還可以有效治療各種眼睛疾病。

簡要介紹一下燭光冥想的基本方法：

①準備蠟燭，火苗的高度要和眼睛處於一個水平位置，身體距離蠟燭一臂半左右。視力較弱者對燭光的刺激更敏感，因此要稍微遠離燭光。如果單眼的度數高於四百度，那麼距離應在二公尺左右。練習過程中，可以戴框架眼鏡，但不能戴隱形眼鏡。因為練習中很可能會流淚，從而讓隱形眼鏡移動，刺激角膜。做過眼部手術的人（如近視眼手術）最好先諮詢醫生，一般是術後三個月可做燭光冥想，患有抑鬱症的人不可以進行燭光凝視。

②盤坐或者跪坐的姿勢都可以，但不要弓腰駝背。如果選擇盤坐姿勢，要讓膝蓋低於髖關節，柔韌性差的人可以用墊子將臀部墊高，這樣能保持腰背部在練習過程中是伸直的。

③眼部放鬆閉上眼睛，深深地吸氣，緩緩地呼氣，腰背挺直，全身放鬆。首先將頭轉向左側，視線落在右肩後方，再將頭轉向右側，視線落在左肩後方；然後向上看，當你的眼睛朝上看的時候，你的視線應集中在鼻子上，最後是下方，盡量讓你的下顎抵住鎖骨。注意動作緩慢、均勻，然後做五個深呼吸，睜開雙眼。接著是活動眼球，上下左右連續轉動，每個動作的間隙，可以閉上眼休息一會兒，感覺心是完全的

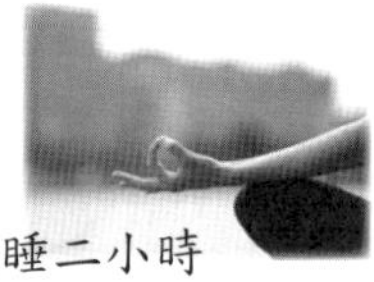

靜止狀態。

④燭光冥想做完眼部放鬆動作後，慢慢睜開眼睛。睜開眼時，你的視線不要直接落在燭光上，而是逐漸地從你的膝蓋移到面前的地上，再抬高視線至燭臺下方，最後移到燭光上去凝視。凝視時眼睛要放鬆，盡量不要眨眼，等到感覺眼淚要流下或已流下時，緩慢收回眼光閉上眼睛，把掌心弓起，使手掌成碗狀扣在雙眼上，停留五～七個呼吸，放鬆一下。然後睜開眼睛直接凝視燭光，感覺眼睛發酸、眼淚要流下或已流下時閉上眼睛，雙掌相合揉搓後扣在眼睛上，讓眼睛稍作休息。這個時候如果夠專注，你的眉心會出現蠟燭的火光，用意識將它牢牢地抓住，火光會越來越小。當眉心的火光消失了，你再睜開雙眼繼續凝視燭光……這樣反覆注視燭光大概十分鐘。

⑤全身放鬆，最後讓自己平躺下來，全身放鬆。放鬆完畢，深吸氣，身體坐立起來，吹滅蠟燭。

在進行燭光冥想時，還應注意以下幾點：

①練習過程中，請注意手心不要碰觸眼睛，此時眼睛非常敏感，讓眼淚自然流出即可。

②在練習中，只要是舒服的，就不要以任何理由、任何方式移動身體。

③在暗室中練習時要保證空氣流通，因為蠟燭在燃燒時，有少量的鉛，對人體有害，空氣的流動可減少傷害，但以不使燭光過度晃動為宜。

④練習最好是晚上做，這樣還可以改善睡眠品質。

⑤練習過程中可能會有流淚或眼睛酸脹的感覺，這是正常現象。如果感覺非常難受且的確無法集中精神，可以放棄而選擇其他冥想方法。

4.超脫自我的坐禪冥想

在僧院及佛寺中，出家人都必須勞動工作，他們要整理寺院、掃地及煮飯。這一切的工作都是修行。並不是只有靜坐才算禪，生活中每一個細節都是禪。和尚們把所有用具都視為珍寶，任何東西都很珍惜，如果有些許浪費或不小心，就代表沒有用心生活，連用餐時都要心懷感激。日本茶道很風行，茶道就是訓練人產生謙恭、尊重、平靜，使身心超脫外表的虛矯、狂妄。對日本人而言，茶道也是一種專注力的練習：所有外表顯現出的平靜都來自內心深處的安定力。

如果有人從茶道中能領悟到訓練專注力的重要，那他就已經窺見禪的一小部分了。

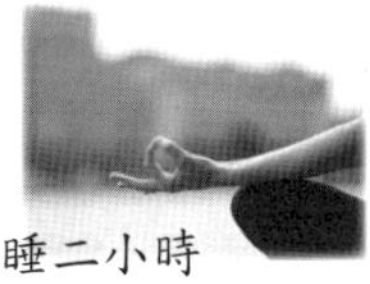

日本的武士，借著茶道的練習來鎮定自己的身心，為征戰做好準備。他們透過這種儀式來進入禪中「無我」的境界。

禪蘊含於生活之中，存在於洗手、穿衣、吃飯甚至睡覺中。而坐禪冥想就是要減少無益的妄念，使大腦經常保持輕鬆與冷靜的狀態。

禪坐的功用在於訓練自己的心，讓人從執著、偏見、野心、貪婪和情欲中解脫出來，克服精神壓力、緊張、焦慮、憂鬱和敵意。它是現代人尋求精神愉悅、清醒自我、放棄偏執的好方法。

一八九一年，法國畫家高更離開繁華的巴黎，到南太平洋的大溪地島去作畫。他剛來到這個島上時，非常驚訝於當地人居然可以坐著不動達數小時，而周圍安靜得可以聽到樹葉飄落的聲音。在他自費出版的一本書中這樣記載：「我正要離開（大溪地），年紀老了二歲，心情卻年輕了二十歲；比我抵達時更像一個野蠻人，但更聰明了。是的，野蠻人教導了我這個從腐敗文明來的人許多事，這些無知的人教了我許多生活與快樂之道。最重要的，他們讓我更加瞭解自己，他們教給我最深層的真理。」

在高更去世的前一年，他留下了《野蠻人的故事》這幅傑作，畫中的土著人盤腿而坐，靜氣凝神，似乎在禪坐冥想。

什麼是禪坐？其實就是坐禪。坐禪的基本要領是調身、調息和調心，三者之中，以調心為重心。

坐禪冥想除了可以養心養身，還是發掘和發揮人的潛在智慧和體能的好方法。人如果受到過多和雜亂妄念的影響，會消耗體能、降低智慧，還會導致情緒波動、欲望強烈、憤恨、傲慢、失望等，使身體系統嚴重失調而失去平衡。坐禪會讓人堅強意志，改變氣質；在身體方面，可以獲得新的能量和活力；在心理方面，會得到新的希望，對周圍的環境和狀況會產生新的理解和認識。此方法需要長期堅持，多為佛、道修行者採用。

當生活中各種雜亂的念頭，尤其是使情緒激動的強烈的欲望、憤恨、傲慢、失望等，都會使得生理組織發生變化而失去平衡，禪坐冥想能夠減少那些雜亂及無益的妄念，使頭腦經常保持輕鬆與冷靜的休閒狀態。禪坐冥想的目的，就是要透過靜態的身心訓練，學習放下種種緊張、不安、焦慮和妄念，讓身心清淨和安寧。

有學者研究，在二十分鐘的禪坐冥想以後，心跳的次數、呼吸速率、血壓、氧氣的消耗、二氧化碳的製造和血清乳酸的量都減少了，他稱這種現象為「放鬆效果」。每天保持二十分鐘的禪坐冥想二次，即使你的工作非常繁重，在禪坐之後也會像充了電一樣，再度充滿活力。

禪坐對於各種慢性疼痛也有奇效，特別是腰頸疼痛。腰頸疼痛大多是由於情緒不良，以及工作休息時身體姿勢不正確，造成腰頸部肌肉收縮不協調。習慣禪坐後，會自然而然地注意保持正確的身體姿勢，在一定程度上消除病因。

禪坐還會對人的心智產生深刻影響，使人思維敏捷，觀察力增強。

坐禪冥想姿勢為：雙腿盤坐，右腳背壓於左大腿內側，左腳背壓於右大腿內側。採用腹式呼吸，將注意力集中在呼吸上，一開始不必強求腹式呼吸，順其自然，保持平常呼吸。持續下去，日子稍久，放慢呼吸速度，從而逐漸達到腹式呼吸。一個練習禪坐的人，平常應常常運動，如慢跑、打太極拳、做體操、練瑜伽等等。運動有助於血液中的化學平衡，使精神愉快、神經鬆弛，減少心理的緊張和焦慮。

在禪坐前後，均需做適量的暖身運動，並注意按摩全身各部位。禪坐前先運動後按摩，以期身輕心安，血液循環正常；禪坐之後，先按摩後起身，再做運動。按摩時先將兩掌搓熱，先輕輕按摩雙眼，然後依次按摩面部、額部、後頸、雙肩、兩臂、手背、胸部、腹部、背部、腰部，再至右大腿、膝蓋、小腿，再至左大腿、膝蓋、小腿。

禪坐並不限定時間，除飯後半小時內不宜。一般人因工作繁忙，可選擇早晚練習。時間隨自己適應能力由短而長，短則三～五分鐘，長則一小時或更長，乃至數小時或數日，一切隨緣，不宜勉強。

5.激發內心的願景冥想

願景冥想是借助人的想像，在腦中構建美好的願景，以此來激發生命的能量，並實現內心的安詳。當人們被教導透過想像放鬆的時候，人們多半會想藍天白雲或者海灘，或者公園、飛鳥；或者還有人會想像自己五年後或者十年後的樣子，想像著自己出人頭地，名利雙收，這也是一種願景冥想。經常做這樣的願景冥想，會極大地增強自信心，給予自己很大的力量。

願景，是我們每個人可以覺察到的動力和激情的來源。若不是心中有個「溫馨的家」的願景，沒有人會願意背負沉重的債務去貸款買房；如果不是心中有個「孩子將來一定要有出息」的願景，父母們大概會選擇去夏威夷度假，而不是節衣縮食為孩子積攢出國留學的學費。願景，是我們生活的最重要的精神支柱。

願景的形成，不是一朝一夕，也不是隨便就可以被否定的，是我們多年的生活經歷所塑造的，因此，願景本身，攜帶著巨大能量。

在困難的時刻，我們就要動用這個力量，讓願景來幫助我們渡過難關。

在做願景冥想的時候，你需要為自己決定你到底想做什麼樣的冥想、想要達到什麼樣的效果，這樣設計之後的願景冥想會更有效用一些。例如，你現在經濟困厄，只

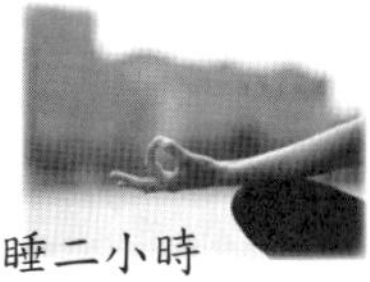

是一個普通的小職員，你心裡一直期待著自己能擁有一定的社會地位，經濟富足。

根據這樣的渴望，你便可以設計自己五年後或者十年後的願景，那個時候的你富有而且有名望，你盡可能地去想像，讓這個畫面清晰一些，甚至讓裡面的每個人都有清晰的形象，當然，最重要的是自己，還有你的家人、你的親朋好友等等。你可以隨便地想像，盡量避開任何會給你造成壓力的東西，盡量想像正面而積極的場景。當你的冥想結束時，或者你覺得你的冥想願景設計好之後，你可以把這樣一幅願景收藏在你內心的某個地方，那就是你生活的目標。

下一次冥想時，你可以仍然這樣冥想，或者做一些改動，都沒有關係，但是要記住：要產生積極的效果。

現在我們可以坐下來或者躺下來，放鬆自己，調整你的呼吸，讓你的心靈從現實的煩瑣束縛中抽離出來，向更深的地方探索。

請你把注意力集中到你的願景上，不管這個願景是什麼，都集中地想它。一般來說，願景是形象化的，而不會是抽象的。例如溫馨的家，總是伴隨著一系列的形象，另一半的笑臉、舒服的沙發、你喜歡的裝飾風格、窗簾的顏色、傢俱的款式和色彩……讓這些形象顯現出來，使你陶醉其中。

這時，你心裡會出現一個聲音，這個聲音往往來自我們胸腔或者腹部或者某個部位的一種不舒適感，這個聲音在說：「好難啊，你做不到！」這就是這個練習所要解決的問題。

當這個聲音出現時，你要控制你的注意力，不去搭理它，而是盡情地陶醉於你的願景當中。要讓自己有身臨其境的感覺，讓自己完全沉浸在成功的喜悅當中，牢牢記住這個感覺，牢牢記住這些景象。

當你回到現實中，面對困難和挫折的時候，請你深呼吸，然後仔細回憶這個景象、這個感覺。你的力量，將會因此而被喚醒。

也就是說，這個練習其實是兩個部分。在冥想的時刻，要讓願景形象化和清晰化，並且深深地記在你的腦子裡，然後，回到現實中，能夠隨時拿出來用。

冥想的時間，不要少於十五分鐘。總之想得越豐富越真實，就越好。

6. 潔淨心靈的其他冥想

冥想的方法很多很多，這裡再簡單介紹幾種：

(1) 慢走式冥想

美國史丹福大學醫學院的健康教育、健身專家鼓勵那些走路健身者改變自己的運動習慣，號召大家不妨邊慢走邊冥想。這種慢走式冥想可以幫助人專注思想，集中精神，同時讓人從思維上、態度上保持一種平穩的心態。當你把這種心態帶到生活與工作中去時，你將能夠在一切波瀾面前保持穩定、平和的情緒。實驗證實，一群人在慢走式冥想十六個月之後，焦慮減輕，對自己也有較正面的評價。

走路，如今已經漸漸退出大多數人的生活——出門大都以車代步，偶爾走幾步路也是大呼腳酸，趕路表情焦慮……走路真的那麼煩嗎？其實行走時把注意力放在姿勢、呼吸和冥想上，哪怕環境再嘈雜，心靈都會變寧靜，整個人也會因此大不同。

無論是寬闊的馬路還是狹長的小道，甚至捷運、樓房的樓梯，又或公園、湖邊，都是慢走式冥想的「幸福地」。現在請大家嘗試能帶來幸福的慢走式冥想吧！

(2) 芳香冥想

芳香冥想是一種有嗅覺功效的冥想，冥想者選擇適合自己的、喜歡的香薰精油，利用嗅覺慢慢釋放心靈毒素，調節身體壓力和不適，達到良好的減壓和美容效果。

芳香冥想不僅是潔淨心靈的一種有效方式，更是舒緩並喚醒肌膚和身體活性，提高身體敏感度的好方法。這種方法更適合感性的女性，在冥想的同時，還會提升女人優美的性情和高尚的情趣。

具體方法是：選擇自己喜愛、適合的香精油，放入精油爐加熱散發香氣，選擇坐式盤腿的方法，採用緩慢的腹式呼吸。想像著自己已經到達喜歡和嚮往的地方，從頭部開始放鬆，接著是肩部、腰部、背部……然後告訴自己「我現在徹底地放鬆了，我的心靈找到了真正的安寧，我已經沒有煩惱了」等類似的暗示語。

(3) 美麗冥想

這種方法沒有固定的動作和步驟。選擇一個幽雅安靜的環境，不拘姿勢，調整好情緒，跟著自己的腹式呼吸進入冥想狀態。從一數到十，漸漸放慢呼吸，想像自己的皮膚光潔無瑕、紅潤、自然有光澤。

美麗冥想是女性美容的一種心理暗示方法。比如，經常冥想，皮膚光滑細嫩，可延緩臉上皺紋的生成。心理對身心產生的作用是明確的，當你冥想時，大腦會產生一種激素，按照冥想內容不斷地調整身體狀態，使你控制肌肉、軟組織甚至骨骼形態的資訊碼發生相應變化，從而達到美膚目的。

(4) 簡單冥想方法

可以在平時做練習，隨時隨地練習冥想的一般方法有：

①看鏡子。拿一面鏡子，去觀察鏡子中的自己。不要以平時「我看鏡子」的思維去看，要倒過來把角色置換，由你是鏡子裡的人往外看著你本人，當你熟悉的臉孔從鏡子中看著你時，會有一種奇怪的感覺。當你用自己熟悉的臉孔看著自己的時候，會有一種很特別的意會的感覺，意會的感覺是禪，不能說，就是這種意會的感覺，可以

體會到，有些神秘感，卻說不出來，從而進入一種無思慮的狀態。

②發愣，發傻。在很焦慮的時候，對自己說我現在發愣一會兒，把上下嘴唇分開，放鬆下顎，發愣一下，這時的思維瞬間切斷，進入冥想的狀態。

③做手工。在做手工（縫衣、插花）時容易出現這種狀態，專注於手工的時候，嘴裡哼一首曲子，此時頭腦沒有思慮，能產生愉悅的感覺。

第二章——冥想初級修習：想像

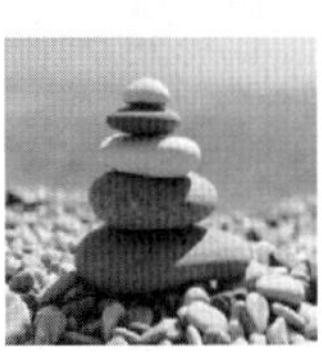

一、想像是一種散漫的冥想

想像是一種特殊的思維形式，是人在頭腦裡對已儲存的表像進行加工改造形成新形象的心理過程。它能突破時間和空間的束縛。想像能產生對機體的調節作用，還能有預見未來的作用。

冥想時，首先要決定你想要的事物，接著相信你最終會擁有它，然後把焦點放在你對身邊的一切事物的感恩之情，最後再用心來感受這種快樂。

不過，當想要的結果仍未出現時，千萬不要疑惑，其實結果已經來到你身邊，只是暫時還沒有出現。

我們的內心應及時建立起一道道防阻消極思想的防火牆，當你讓懷疑思想在心中

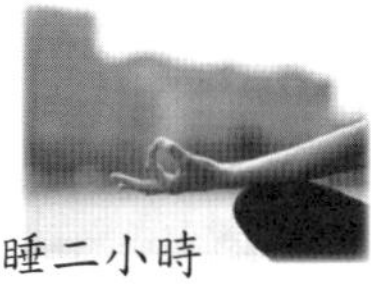

出現的時候，要立即從心中將它們過濾掉，然後去感覺接收到的積極思想。

1. 想像是思想成像的過程

有這樣一種理論認為：世上有一個看得見的世界和一個看不見的世界。在看不見的世界裡有一種看不見的力量——意識在發揮著作用。由於意識的存在，人類的各種各樣的能力得以更好地發揮。在不可見的世界裡，物質等於能量等於意識，三者是一體的，可以相互進行轉換。換句話說，意識可以與物質、能量相互發生作用，物質也好、能量也好，其源頭都是意識。一直以來，意識都沒有成為科學研究的對象，但是在意識裡隱藏著巨大能量。七田真在《如何培養兒童右腦》一書中寫道：「物質和精神是根源於一個世界而產生的，原本並沒有分為兩個概念。在波動的作用下，人可以透過冥想和想像，進入到這個本源的世界。」

世界主要是由物質、資訊、能量組成的。人的意識是資訊的一種高級存在形態，一種高級的表現形式。連接物質與精神的是波動。感情是波，思考是波，肉體是波，物質是波，而將它們一個個連接起來的還是波。宇宙的能量是所有這些波的根源。

奧地利哲學家魯道夫．斯泰那認為，全部的宇宙能量都包含在人類的精神中，這裡所說的人類精神，與現在物理學所說的人類精神完全不同，它所具有的能力與物理學的人類精神之間的差別有幾個數量級。人類的精神可以包容全部宇宙，由此我們應該想到人類具有多麼大的能力。明白了這一點，所謂的奇蹟就不再是什麼奇蹟。

想像訓練的一個重要內容就是透過訓練使人的思想由粗浮變精微。

我們的偏見就在於，一直以來，我們認為意識似乎是與物質分離的，是物質的附屬，是被物質決定的。而實質上，意識、物質、能量本是一體，而且三者可以互相轉化。這正是意識具有巨大能量的原因。

腦科學認為，右腦中存在「心靈感應通道」和「想像通道」。它具有一種想像機能，能夠將收到的資訊進行快速轉換。右腦是透過圖像進行思考的腦半球，所以在聽到語言後能夠將它變成圖像，或者能夠把圖像變成語言。但還不止如此。右腦還具有如下功能：它能夠把圖像變成數字，或者把數字變成點的集合；能夠把聲音變成圖像或樂譜；能夠把聲音變成顏色，把氣味變成圖像。

一般來說，人的思想千頭萬緒，就如同洶湧澎湃的大海，難以顯出多大能量。但是，想像就不同了，想像是思想成像的過程，是能化為能量的利器。

2.想像有著不可思議的力量

美國曾經做過一項這樣的實驗——精神與肉體的較量。

一次，美國費城一家醫院發佈一則廣告：招收一名健康的中年男子，除給予優厚的酬金外，醫院還免費供應吃喝，但是每天要供給醫院一定量的血液。告示發佈之後，流浪漢比爾被選中。

比爾被安置到一個小房間，醫院每天送來他喜歡吃的食物和各種營養品，但不准他隨便外出。每天早上，比爾將手臂伸出房間裡唯一一扇直徑不到二公分的小視窗，視窗掛著布簾，看不見視窗外面，這是為捐血者特設的視窗，以便於讓隔壁房間的醫生隔簾抽血。

一個月過去了，盡管院方給比爾提供了豐富的飲食營養，比爾還是明顯地消瘦了，體重由原來的八十公斤降到七十公斤，而且面容憔悴，目光呆滯，性情憂鬱。

第二個月開始了，醫院告訴比爾，以後不抽他的血了，但一切物質待遇不變，而且還允許他到室外走走。一晃又是一個月，比爾的體重增加了十五公斤。最後比爾被告知這是一個試驗，實際上醫生們根本沒有從他身上抽去一滴血。他第一個月的消瘦，完全是想像因素所致。

有研究機構對一名十分具有想像力的人進行了多年研究，結果發現，只要這個人說他想像出什麼事物，就可以觀察到他的機體發生了奇異的變化。例如，他說「看見右手放在了爐邊，左手在握冰」，這時就可以觀察到他的右手溫度升高了攝氏兩度，而左手溫度降低了攝氏一．五度；當他說「看見自己跟電車奔跑」時，就可以看到他的心跳加快；「看見自己安靜地躺在床上」時，心跳就減慢了。

想像有著不可抗拒和不可思議的巨大力量。心理學家普拉諾夫認為，想像的結果使人的心境、興趣、情緒、愛好、心願等方面發生變化，從而誘使人的某些生理功能、健康狀況、工作能力發生變化。

想像式暗示是影響潛意識的一種最有效的方式。它超出人們自身的控制能力，指導人們的心理、行為。暗示往往會使別人不自覺地按照一定的方式行動，或者不假思索地接受一定的意見和信念。

「想像」的作用還影響人的情緒和意志，經歷中出現的不良暗示資訊，只有透過想像才能替換掉。不良的想像和消極的想像，對於導致失敗都有著直接關係。

亞洲首富日人孫正義在二十三歲的時候，得了肝病，整整住了兩年醫院。在兩年當中，他閱讀了很多書，並根據自己讀書的心得寫了從事四十種行業的發展計畫。他透過苦思冥想，終於明白了自己多年百思不得其解的困惑。

一出院，他就以堅定的信念決定進軍電腦行業，並從所讀的書中發展出了一套與眾不同的創業方案。

於是，孫正義創立了他的公司，這時他的員工只有兩個。公司開業那天，孫正義站在公司裝蘋果的水果箱上面，跟他的兩個員工說出了一番冥想時得出的誓言：「我叫孫正義，在二十五年之後，我將成為亞洲和世界的首富，我的公司營業額將超過一百兆日幣！」那兩個人聽了之後，立刻辭職不幹了，他們都以為老闆瘋了——後來，孫正義兌現了他蘋果箱上的冥想誓言，成為亞洲首富，而且正在向世界首富比爾·蓋茨發起挑戰！

朋友，千萬不要輕視和忽略自己想像的力量。

3.想像能塑造全新的自己

世界是個大舞臺，每個人都要在這個舞臺上扮演一個角色，且不說你扮演的這個角色是否符合你生命的本質，是否符合你的性格氣質，是否滿足你的興趣愛好，只要某種因素賦予了你某種角色，這種角色就具有「模子」一般的巨大的塑造力量，而你往往只不過是這個「模子」的複製品而已。而背後的控制者、操縱者不管是什麼力量在起作用，都是透過你的想像力來產生的。或許你很不服氣，我才是我的主宰，我才是控制我自己的決定力量，我才能決定我自己的方向，我怎麼會被別的力量所控制和操縱呢？讓我們用實驗來說話。

齊姆巴多曾在史丹福大學心理系的地下室建立了一個模擬監獄。他把一組心智正

常、情緒穩定、知識豐富的年輕人帶進「監獄」，以扔硬幣的方式決定各自扮演的角色。一半當「犯人」，一半當「看守」。彼此各自按照所扮演的角色生活。還不到一個星期，齊姆巴多就不得不終止實驗。因為所見的情景太可怕了：無論是「犯人」還是「看守」，都不能分清自我和所扮演的角色，其行為、思想和感情已經發生了巨大變化。「看守」把犯人當作最可惡的動物，以對別人施加殘暴為樂；「犯人」則變成奴隸般的惡人，他們想的只是逃跑以及對看守的憎恨，這實在是觸目驚心！

這個實驗結果太令人震驚了！這能夠很好地說明，運用想像訓練，在短時間內完全可以改變一個人的行為、思想、情感乃至於一切。齊姆巴多讓志願者扮演的是「犯人」與「看守」的不同角色，在一個星期內就可使他們「不能分清自我和所扮的角色」，扮演犯人的人真的成了「犯人」，扮演看守的人真的成了「看守」。由此可以推斷：如果扮演的是偉人，那麼不就真的成了偉人嗎？扮演的是英雄，那麼不就真的成了英雄嗎？一個星期不行，那麼一個月、一年、數年……只要你認認真真地去演，時間一久，「真實的我」與「角色的我」「舊我」與「新我」之間的界線就會煙消雲散。所以說，運用「想像訓練」完全能夠使人在短時間內變成目標中的人物，變成理想中的人物。美國的社會學家馬頓和凱特合著的《美國士兵研究》也得出了這樣的結論：經常模仿軍官的士兵，有不少人後來真的被提升為軍官。

由此可見，想像訓練完全能夠使人進行全方位的重新塑造：儀表的重塑、風度的重塑、形象的重塑，更重要的是心靈的重塑、精神的重塑、人格的重塑……使人在外部形象與內部心靈上發生巨大改變！

再讓我們來做一個實驗。

第一步，雙腳站立，與肩同寬，全身放鬆，雙手握拳，重疊靠在鼻子上，面向正前方。

第二步，雙腳不動，身體盡量向右轉，記住眼睛正視所能見到的地方。

第三步，向左轉，恢復原來放鬆的姿態，放下雙手，閉上雙眼。

第四步，用心轉，想像向右轉（身體不動），且所轉角度是原來第二步實際所轉角度的兩倍，然後再轉回來。

第五步，用心轉，想像轉成原來第二步實際所轉角度的三倍大，再慢慢回復原來的位置。

第六步，再一次用心轉，想像轉成原來第二步實際所轉角度的四倍大，再慢慢回復原來的位置。

第七步，現在睜開雙眼，按第一步和第二步的方法實際再轉一次。

第八步，恢復自然姿勢。

當你認真做完以上實驗，你是否發現第二次實際所轉的角度比第一次大了許多？據統計，百分之九十的人做完了以上實驗都發現，第二次所轉角度比第一次大了許多。

這就是想像力的作用。想像可以變成實際的力量，產生實際的行為，這是這個實驗的結論。

你一定要注意，你要成功，要度過美好的一生，你最初選擇的角色非常重要，選擇什麼專業、什麼職業、什麼單位、什麼主管、什麼同事、什麼朋友、什麼老師，這一切都會在你不知不覺、天長日久中，由你自己以及你周圍的環境和人，塑造成一個「模子」，而這個「模子」就成了你的「心靈軟體」，能夠主宰你、控制你，使你身不由己、做不了自己。如果你的選擇是正確的，那這個模子會使你受益終身；如果這個模子開始就是錯的，那麼它會將你帶入歧途。

在自己能夠選擇的許可範圍內，做出最佳選擇，以創造一個最初的成功「模型」，這對於我們的一生至關重要。

4. 提前排練的預演想像

你要做一件事情，沒有把握，信心不足，怎麼辦？很簡單，索性做個編劇和演員，自導自演，將事情可能出現的所有情況一一在頭腦中上演出來，從中選擇最佳方案，就容易成功了。

日本著名醫學博士，《腦內革命》作者春山茂雄無論學什麼，都用大腦製造形象。學騎自行車時，先在腦子裡反覆出現自己騎自行車的形象，形成熟練的騎自行車的形象後，才開始接觸真正的自行車。騎上去後，很快就得心應手，輕鬆自如。學醫時他第一次給患者做盲腸手術，就做得非常漂亮，令人大吃一驚，許多人認為他不是第一次做手術。

他為什麼第一次做手術就出手不凡呢？因為他在觀看高年級同學手術實習後，自己執刀之前，先反覆進行形象練習，腦子裡清晰地浮現出自己執刀給患者動手術的自始至終的全部形象，想像可能出現內臟黏連等各種複雜疑難的症狀，在腦子裡描繪有條不紊地及時判斷處理的全過程。

想，也能夠達到目的、目標，而且有時候想比做的效率還高，效果還好。想更能省時省力，那麼，我們何樂而不為呢？

這就告訴我們，我們的能力的開發、訓練，可以透過想像訓練來實現。拿破崙為什麼在二十三歲時一鳴驚人呢？在土倫戰役之前他還僅僅是個少尉，沒有戰爭經驗。馬克斯威爾·馬爾茲認為，是拿破崙經歷了想像訓練，他把未來將要發生的事情千遍萬遍地在頭腦裡預演，於是，當機會來臨，他就能夠一舉成功。拿破崙不僅自己創造了一系列的奇蹟——二十七歲任軍團司令，三十歲任法國「第一執政」，三十三歲成了「終身執政」，三十五歲便當皇帝；而且他還培養了一批人才，達烏、馬爾蒙、蘇爾特、茹貝爾等都是不到四十歲就成為將帥。「每個士兵的背囊裡都有一根元帥的指揮棍」，這句拿破崙的格言成為激勵士兵們成才的巨大動力。

下面就介紹一個運用想像訓練來戒菸的方法。

首先把戒菸後的好處逐條寫在一張紙上，寫得越多越好，包括：增進身體健康、節省開支、增加對自己的尊重、讓家庭空氣更清新、改善與戀人或配偶的關係等。寫完後要把這張紙貼在醒目之處，讓它時時給自己以激勵。若能配以相應的話或歸納為富有感召力的標語更好。

上述工作完成後，你可在每天晚上入睡前想像自己在明媚的春天裡，漫步於綠草如茵的叢林中，溪水從身邊流過，小鳥在婉轉地啼叫；或躺在溫暖的海灘上，身邊是藍色的大海，海風在輕輕地吹著，陽光和煦地照在身上……無論你想像什麼，都要盡可能生動形象地展現每一愉快細節，讓自己的身體徹底放鬆，把緊張從人體的各部位驅走。

做好上面的想像後，再想像自己依然在這樣的環境裡，你已不吸菸了，並用較慢的節奏重複念著不吸菸的種種好處，如，我現在已健康了，我希望這樣，我在海灘上跑著，這多麼富有詩意；周圍的空氣多清新啊，這完全是戒菸帶來的好處；我戒菸了，我能控制自己，我真了不起……

國外心理專家的實踐經驗證實，許多吸菸者在這樣一次想像訓練後大都戒了菸。吸菸者覺得很容易掌握這種方法，並且發現它的確有效。這個心理訓練方法也可以幫助你改掉其他不良習慣。

想像訓練還可以達到調節精神、愉悅身心的目的。比如想像蔚藍的天空，使人胸襟開闊、寧靜爽朗；想像藍天與草原，令人心曠神怡、舒暢豪放；想像白雲，有輕鬆安逸之感；想像七彩霞光，給人以溫暖、安寧和美好的聯想；想像青山幽谷，使人神清氣爽；想像長江黃河，令人神情激盪，促人奮進……

5.想像美好，內心才會充滿力量

一九九二年，密蘇里州有位牧師的女兒貝絲將父親告上了法庭，控訴父親性侵她，使她懷孕、墮胎，引起軒然大波，人們無不譴責那個衣冠禽獸的父親。然而，貝絲接受身體檢查後，仍為處女，從未懷孕，那年她二十二歲。

原來，一九九二年的一天，貝絲向一個教堂的諮詢師求助，諮詢師向貝絲頭腦裡輸入了這樣的圖像——她父親在她七歲到十四歲期間常常性侵她，使她懷孕兩次，並迫使她墮胎。

事情真相大白後，貝絲控告那個諮詢師，於一九九六年獲法庭判得一百萬美元的賠償。

暗示和催眠竟使人產生幻覺和錯覺，使人的頭腦中產生虛幻的影像，而且這個幻象牢牢地控制了人的大腦和心靈，使人對之深信不疑。想像力能夠使人變成鬼啊！

想像力，一種主宰人的身心的力量，一種決定人的思考方向的力量，一種意志品格的「鋼筋骨骼」，應該說所有的高明的統帥、智慧的領導者都會認識到這一點。只是「想像力統治世界」——拿破崙的這句話最有概括力而已！

當然，想像能夠把人變成鬼，也能把人變成天使。米蘭很自卑，直到三十二歲還沒有交過男朋友。她向一位心理學家請教，心理學家說，運用「想像造心法」即可。米蘭一臉迷惑，她是第一次聽到這個名詞。心理學家邀請她參加星期二在他家舉行的晚會，並請她幫助招待客人，越自然越好。

這天晚上，米蘭穿著得體，笑容可掬，落落大方地招待來賓，給人們留下了美好的印象，她成了晚會上最受歡迎的人。當晚，有三個英俊的青年爭相送她回家。

米蘭為什麼轉變得這麼快呢？原來心理學家提前跟每個朋友打了招呼，說有一個

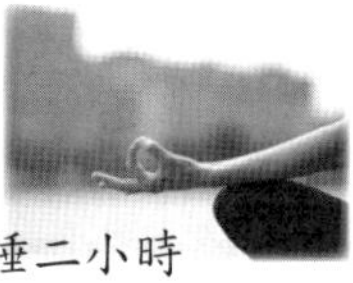

重要的女客人將在晚會上幫助他招待客人。他又給米蘭打氣說，所有來的客人都會十分尊重你，你盡管放心地做事。這樣，在一種良好的氛圍中，米蘭發揮出了很好的水準，進入了自然而然的境界。

事後，心理學家忠告她，要把晚會那天所有她成功的體驗，經常在頭腦中「放映」，千遍萬遍，直到那種感覺體驗、那種成功的「圖像」真正成為她的「心靈軟體」為止。米蘭言聽計從，後來成為一個很有魅力的姑娘。

其實自己才是自己真正的主人，當你想像美好時，你的內心才會充滿力量。無論你每天多麼忙碌，需要你感受自己處於主人的位置上，而不是行動或者想法的奴隸。無論是從思想的角度還是內心感覺出發，你要意識到你是自己意識和無意識的主人，是真正的你自己的主宰。你必須對整個的自我控制時刻保持警惕。

在每一天，你要時常感受你自己的存在，體驗你自己內心的感覺，分清哪些是你最想得到的，哪些是不需要的，哪些是你最想做的……你對你自己的思想哪些是你喜愛的，哪些是你討厭的，你都要非常非常清楚。

還要學會怎樣與你自己相處，調節好你的思想和感覺、內心和行動、意識和無意識之間的差異，讓它們友好和諧地相處，在平靜中喜歡上自己，愛上自己。如果有人問你，這個世界上你最喜歡的人是誰呢？你要毫不遲疑地回答說：「我自己。」試問，如果連你都不喜歡你自己，那你如何去期待別人喜歡你呢？

你希望別人怎樣對待你自己呢？找個安靜的地方去想清楚。找到後記錄下來，貼在容易看到的地方，按照記錄的內容來對待你自己。例如，當你用愛和尊重來對待自己，你的生命將會充滿愛你、尊重你的人。

6. 想像成功，就會成功

美國著名的社會學家馬頓和凱特在美國的一所著名軍事學校做過一項調查，發現在軍校期間，那些看上去比較調皮，經常面對戰友模仿長官動作、口氣的人，往往後來大多數被真的提升為軍官。這是因為即使是模仿也有一種「成功相」，日積月累，水滴石穿，當這種「成功相」深深地烙印於人的心底，人自然而然就成功了。

「成功相」會愈積愈深，愈積愈牢，牢不可破。

詹姆斯・納斯美瑟少校是高爾夫球愛好者，這位少校曾經在戰俘營度過了七年。七年間，他被關在一個只有四尺半高、五尺長的籠子裡。絕大部分時間他都被囚禁，看不到任何人，沒有人跟他說話，更不可能有任何體能活動。

七年後他復出了，當他第一次踏上高爾夫球場時，他竟然打出了令人驚訝的七十四杆！比他以前打的平均成績還好一些，而他已經七年沒有握杆了。這引起了很

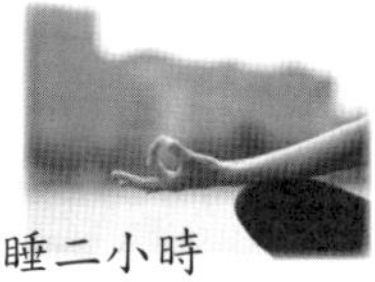

多人的好奇，納斯美瑟少校的秘密何在？大家都想知道他是怎麼做到的。

原來，這七年間，納斯美瑟少校為了改變被囚禁時的鬱悶心情，想出了一種特殊的排解方法。這個方法就是利用想像的力量。

他選擇了自己最喜歡的高爾夫球，並堅持每天在心裡「打」高爾夫球。每天，他在夢想中的高爾夫鄉村俱樂部打十八洞，他感覺自己的手握著球杆，練習各種推杆與揮杆的技巧。開始打球時，他想像球落在修整過的草坪上，跳了幾下，滾到他所選擇的特定點上，他為此感到很有成就感。打完十八洞的時間和現實中一樣，一個細節也不省略。他在想像中體驗了一切，包括平時被忽略的細節。他想像自己穿著高爾夫球裝，戴著太陽鏡，呼吸著空氣的芬芳和草的香氣。他還體驗了不同的天氣狀況——暖洋洋的春天、陰沉昏暗的冬天和陽光普照的夏日。這些想像讓他陶醉，讓他感到美好，甚至有點興奮。

他的進步無疑得益於他所創造的「心像」法，還有他一直想像的美好事物。

有些人說當他們閉起眼睛想像什麼東西時，就能看到十分清晰的形象；另一些人感到並沒有真正見到什麼東西，僅僅是想著或想像著自己正在注視這一形象或感覺到一種強有力的印象。我們其實都是在不斷地運用我們的想像，不論你發現自己在什麼想像過程中都是好的。

如果你依然感到無法肯定什麼是創造性想像，讀一讀下面的練習，然後閉上你的眼睛試一試：

閉起你的眼睛深深放鬆。想著某個熟悉的房間，如你的臥室或起居室。記著其中某些熟悉的細節，如地毯的顏色，傢俱安置的樣子，光線有多亮多暗。想像自己走進這個房間，在舒適的椅子、長沙發或床上坐下或躺下。

現在回憶你最近幾天裡有過的愉快經歷，尤其是一件有著愉快身體感覺的經歷，如享受一頓美餐、接受按摩、游泳等等。盡可能主動地記著這一經歷，從這愉快的感覺中再一次得到享受。

現在想像你在某一理想的鄉間，也許是在一條涼爽的河旁，在鬆軟的草地上全身鬆弛或漫步走過一片動人的茂盛樹林，這可以是你到過的一個地方或是一個想去的地方。想一想細節，用任何一種你願意的方式來創造它。

不管是什麼樣的過程，讓這些場景浮上你的腦海，都是你的「想像」之道。

二、心想才能事成，想像需要激發

當我們去想將要做的一件事時，用愉快和成功的心態來想像思考整個過程是必要的。如果你事先不去預想，做一件事情時你會匆忙而倉促——這會給你帶來壞情緒，招來更糟糕的事。因此，每天最重要的事，就是去想像當天要做的每件事。

決定這一切的就是我們做事前的想像，它永遠都在預先安排我們的生活——快樂的和痛苦的。如果你現在覺得心情一團糟，並抱怨「生活處處不順心，喝口涼水也塞牙，老天在和我過不去」，你所抱怨的情形，一定會在你生命中展現出來。這時應該大聲地對自己說：「在每一方面，我都正在變得越來越好，處處順心，心想事成。」一直到心態轉換到正面上來，用此方法來改變你糟糕的情緒。當你帶著良好的心態，習慣於想像你生活中的每一件事，最後讓冥想的力量幫助你去處理你將要做的事，整個事件就會一帆風順，心想事成。

1.透過想像緩解壓力

想像，就是透過想像各種不同的自己喜歡的情境來放鬆精神，舒緩壓力，愉悅身心。例如，想像蔚藍的天空、悠悠的白雲、七彩的霞光、碧綠的草地、清澈的小河、一望無際的麥田、甘甜的泉水……這些想像，都能給人以溫暖、悠閒、安寧和美好的感覺。我們完全可以利用想像的方式來調節情緒和放鬆精神。

想像對人的身心反應有不可忽視的作用，這種作用的積極方面可以保持心理健康。也就是說，在工作和生活中，遇到壓力和矛盾時，不妨張開想像的翅膀，透過想像緩解壓力、宣洩鬱悶。例如，下班後你很疲憊，而家裡的居住環境又讓你感到心煩，這時你可以閉上眼睛想像「在藍天白雲下，自己躺在綠茵茵的草地上，小鳥唧唧喳喳的叫聲像一首催眠曲」，在這種想像中你可以很快地放鬆，進入小憩狀態。

事實上在想像中涉及兩種不同的模式：一種是接受性的，另一種是主動性的。在接受性模式中，我們僅僅就是放鬆，讓形象或印象來到我們的腦海，不去選擇其中的細節。在主動性模式中，我們有意識地選擇和創造我們希望看到的或想像的一切。這兩種過程都是想像的重要組成部分。你的接受性和主動性能力都將透過練習得到加強。

例如，想著某種你喜歡的事物。可以是一個你願意獲得的物件，一件你願意發生的事，一種你願意看到的場景，或你希望能加以改善的生活境況。

選擇一個舒適的姿勢，或是坐著，或是躺著，在一個你不會受到打擾的地方。身體完全放鬆，從你的腳趾開始，一直到你的頭頂，想著一步步地放鬆每一塊肌肉，讓所有的緊張從你的身體中流出。用你的腹部又深又長地呼吸。慢慢地從十數到一，每數一下都覺得更放鬆。

當你感到自己深深地放鬆了，開始想像那與你願望中一模一樣的事物。如果那是一樣物件，就想像著你自己擁有那一物件，在使用它、讚美它、享受它，並把它展示給朋友們看；如果那是一個情景或事件，就想像著你正在其中，每一件事都像你希望的那樣發生。你可以想像任何更真實的細節。

現在把這個念頭或形象保持在你的頭腦裡，在內心對你自己做一些十分積極的、肯定的陳述。只要你覺得這一過程歡快有趣，就做下去，可以是五分鐘也可以是半小時。每天都反覆做，或盡你所能地經常去做。

夜間入眠前或早晨剛醒來時進行想像特別有效，因為此時頭腦和身體已是深深放鬆的、容易接受的。你也許喜歡躺在床上進行想像，但如果你這樣會睡著，最好還是坐在床上或椅子上，背要直、要挺。中午時分，稍做一段入靜和想像，會使你放鬆且重新充滿精力，使你在白天過得更舒暢。

下面介紹一種想像放鬆法來幫助你放鬆心情。想像放鬆法主要透過喚起寧靜、輕鬆、舒適情景的想像和體驗，來減少緊張、焦慮，引發注意力集中的狀態，增強內心的愉悅感和自信心。

想像你在床上伸展全身。想像水泥柱製成的雙腿過於沉重而陷進床墊裡。把手和手臂也想像成水泥的，它們也很沉重，給床造成重重的壓力。想像一個朋友走進屋來，他抓住你的腳，想要抬起來，但是腿太重，他抬不起來。對於手、頸部等也可以進行這種想像練習。

想像你的身體是個大木偶。你的雙手被線鬆鬆地繫在手腕上，小臂被線鬆鬆地繫在上臂上，上臂又同樣繫在肩膀上。你的雙腳、小腿和大腿也由一根線連在一起。你的頸部是一根軟線，控制你下顎和嘴唇的線放鬆，使下顎無力地垂在胸前。聯繫你身體各個部位的細線都又鬆又軟，你的整個身體就這樣鬆散在床上。

想像你的身體是由一系列充了氣的橡皮氣球組成。打開兩腳底下的閥門，空氣開始從雙腿漏出。你的腿癟了下去，最後像抽光了氣的橡皮管子一樣癱在床上。你胸部的一個閥門接著也被打開，空氣開始洩漏，你整個軀幹也同樣癟了下去，軟綿綿地癱在床上。

很多人發現，最能放鬆的一種練習就是回憶過去所體驗到的輕鬆和愉快的情境。每個人在一生中總有某段時間感到輕鬆、安定、與世無爭。從你的往事中挑選最輕鬆的圖像，詳細地追憶往日的景象。這幅圖像可能是在山中湖邊垂釣時的一片寧靜的景色，那麼，要特別注意環境中微小的細節。追憶水面上輕輕泛過的漣漪，想像你是否聽到樹葉的沙沙聲。也許你回憶起很久以前坐在壁爐邊，輕鬆悠閒，甚至有些倦意。木柴是不是劈劈啪啪地發出火光？還有其他什麼景象？也許你追憶起在充滿陽光的沙灘上的輕鬆景象，沙子摩擦著身體時你有什麼感覺？你是否感覺到溫暖的陽光像某種

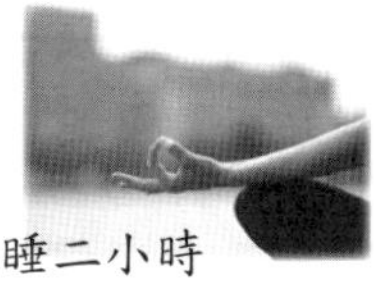

東西在身上撫過？是否有習習的微風？是否有成群結隊的海鷗？你追憶起的細節越多，效果也就越好。

2. 心中所想會在生命中展現

佛陀在兩千多年前說：「你現在所有的一切，都是過去心中所想的結果。」你現在的生活境況是你過去所想的結果。同樣你現在的思想和感覺，會在將來的生活中展現。那麼現在你擁有的一切，其實不是你現在擁有的，而是過去的你預先思考和行動的結果。

你心中所想的會在你的生命中展現出來。當你有所需要的想法越來越強烈時，精神吸引力必然會繼續停留在你所需要的想法上。當你停在欠缺的那個想法上，會吸引更多的這種事物。當你感歎命運的不公平，那會吸引更多的不公平來到你身邊。上述這些想法並不能給你帶來任何益處，只有當你的思想在富足有餘上徜徉，才會吸引更多財富。當你想像你是幸運之星，所有的好運都會來到你的身邊，精神吸引力就會真的把幸運帶到你的身邊。

研究人員認為，人體是一種特別複雜的有機體，蘊藏著極大的心理潛能，一個人的能量、能力一般只開發利用了百分之十～三十。想像訓練能使人產生積極的心理變化，透過想像能顯著地增強人的心理承受力，提高自信心，戒除不良習慣，產生良好的心理狀態。

許多人都有自卑心理，對自我以及未來的目標信心不足。對這類人的訓練，可以採用積極深化想像的一種重要形式——頭腦預演，即在頭腦中事先預演一下自己的成功目標、成功的情景以及在此之前應該做的事情，以得到一種有益的啟示、興奮的體驗及嚮往的心態。比如你的目標是做一名成功的職業足球運動員，那麼你就應經常地、有意識地想像一下自己破門後的興奮鏡頭，捧杯後的喜悅場景，以及平時所付出的艱辛努力。這種想像可使自己深入想像的情景內，使自己處於一種成功的積極的精神狀態之中，從而有助於加快達到奮鬥的目標的速度。

想像的力量有時超過意志的力量。用想像的方法來對付焦慮情緒引起的心理壓力，是很有效果的。想像訓練的特點是，透過在想像中對使自己感到緊張、焦慮的情景和事件的預演，加強自己的積極反應，抑制消極反應，從而當那種真實情境出現時，也能控制好自己的心理和行為。成功想像訓練，也很適用於消除考試學生的焦慮，可以幫助他們充分自如地發揮自己的水準，達到最佳狀態，考出最好成績。

訓練方法如下：

第一步：進入放鬆狀態。先使身體完全鬆弛，讓身體無緊張的部位，要達到完全

放鬆。

第二步：想像訓練。

想像自己將要進行一場考試。按照考試的程序，從你精神飽滿地進入考場開始，到進入座位、做好準備工作、監考人員宣佈注意事項、發卷、領卷、答題等，默誦你復習好的內容綱要，記得的公式、定理、定律、圖解或某一典型習題的解題思路等，要確保解題的正確性。只想像自己輕鬆解題的大致過程或遇到難題後經過一番思索終於把它解開的過程，也可不涉及具體試題。

如果發現自己出現了緊張感，便停止想像，將注意力集中於呼吸，重新進行放鬆。當完全放鬆後，再次想像剛才的情景並體會輕鬆感。

上面的情景重複想像兩次，而且確保不出現緊張感。

想像自己考試獲得圓滿成功的心花怒放、歡快激動的場面和心情，體會其中的成功感。

注意力重新轉向自己的呼吸並放鬆，結束想像訓練。

注意：每次想像訓練的時間不要過長，一般在二十～三十分鐘即可。

晚上睡覺時，用冥想去過濾一天所有的你不想要的事物，然後用你滿意的方式，重新再造這些事件。這也是一種調整心態的有效啟示，讓我們的思想總是停留在那些所希望出現的事物上，透過重複和調整而形成內化的過程，然後在生活習慣中展現出來。既清理你今天的負面情緒，又阻止壞情緒延續到明天。

3. 自我意象決定著成就大小

自我意象理論是美國著名的整形外科醫生和生理學家馬克斯威爾・馬爾茲發現的。馬克斯威爾・馬爾茲使很多人重新塑造了自己的容貌。他發現一些人透過整容、改變面容而改變了個性，由自卑變得自信、自尊、自強，好像換了一個人。然而，也有很多人經過精心的整容之後，明明比以前變得漂亮多了，但他們仍然整天自慚形穢，非常自卑。馬克斯威爾透過觀察、對比、分析這兩方面的事實，得出了這樣的結論：

肉體形象、外在形象的改變，並不是改變個性的真正關鍵，真正的關鍵在於個人心理上和精神上的自我形象和觀念，也就是自我意象。

自我意象說白了就是你認為自己是怎樣一種人。例如，你認為自己的能力如何、相貌如何，你認為你在別人心目中是何種形象等。自我意象與現實的自我往往並不相符，有的人高估自己，有的人低估自己。然而，它一旦形成，就會像真的一樣，人們很少去懷疑它是否可靠，只會根據它去行動。它支配、影響著人的一切行為、舉止、感情、能力。

自我意象決定著我們的整個個性和行為，因此，它決定著我們的潛能開發的程度，決定著我們成就的大小！

日本經營之神稻盛和夫說：「信心是處於心念世界中的命運雛形，而在這個世界上發生的所有事情都是來自於這個雛形之中。」

哈佛大學著名行為企劃學家皮魯克斯也有一段類似的論述：

「認識自己、依靠自己、相信自己，這是獨立個性的一個重要成分，所有的偉大人物，所有那些在世界歷史上留下名聲的偉人，都擁有一個共同的特徵，那就是擁有正確認識、依靠、相信自己的觀念世界。一句話，認識自己的人，必須要有自信與自尊，才能感覺到自己的能力。其作用是其他任何東西都無法替代的。而那些軟弱無力、猶豫不決、凡事總是指望別人的人，正如莎士比亞所說，他們體會不到也永遠不能體會到，自立者身上煥發出的那種榮光，因為認識自己的目的就是自信和自立。」

那麼，這種「信」的力量其心理基礎是什麼呢？皮魯克斯還有這樣一段精闢的論述。他說：

「在人的表面之下，還有一個自我心像存在。這個抽象的自我心像，是你心靈的真正面目，規劃著你的生活。它與你的心靈連為一體，使你無法逃離。不管你是否瞭解，它始終控制了你的生命，你的一切作為都得聽從它的命令。它是心靈的跳動、內心的時鐘，能否剔除快樂或哀傷的時光，全看你是否瞭解它。假如你想利用往日成功的優點，你必須將信心、勇氣和自信運用於目前的工作，這樣才能改變或增進你的自我心像，內心的陌生人才會變成你最好的朋友，並且鼓勵你邁向尊貴與充實之路。」

「自我心像」是你認識自己的起點之一。記住最重要的一點，這個陌生人並不控制你，而是由你控制「他」。能夠使「他」具有創造力，你就能從有限的生命中，獲得更充實的生命。

開發心像能力所必須的條件可以歸納為以下幾點：

①任何人的大腦都具有清晰產生心像的能力。

②不要去想自己能不能看到心像，正是這種念頭使自己不能看到心像的出現。

③為了看到心像的出現，進行心理成功的想像訓練（想像自己看到了心像）。

所謂心理成功，就是在內心想像自己已經成功達到了自己的目標，這是很重要的方法。

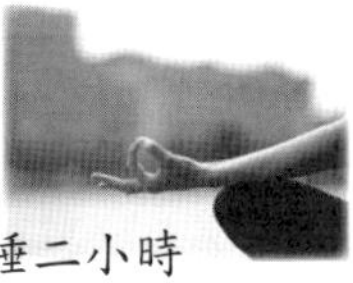

想像訓練可以輕鬆地邊聽CD邊進行。一邊聽CD一邊進行冥想、呼吸、想像，聽覺容易集中於誘導者的聲音。

「現在你處於非常放鬆的狀態。右腦系統已經開啟，進入了和平時不同的意識狀態。在這種狀態下可以很輕鬆地進行學習。在你體內有另一個人存在，他就是能夠輕鬆自如地學習的自己。」在聽到誘導者聲音的同時，你必須想像自己已經處於這種狀態，這是極為重要的。想像必須靠自己進行。

國中生、高中生進行想像訓練，想像自己考試能夠得到一百分，結果真的可能取得一百分。在大腦中進行清晰的想像，具有使想像成為真實的特性。

透過心理成功的想像訓練能夠獲得實際的成功。運用這條心理法則，誰都能看到大腦中出現的心像。我們進行心像訓練，其實只要想像自己能夠看到心像出現就可以了。

這種方法被稱為「描繪心理成功的圖像」。能夠清晰地看到出現在自己大腦中的心像的第一條件，就是想像自己獲得了成功，即描繪心理成功的圖像。

4.用自我想像洗淨自卑

許多人之所以陷入卑怯中，往往是內心深處無法確立充滿自信的「自我」，不能從「我」的立場自在地調度觀念事實，是一種心態的內弱病症。為此可用想像訓練進行自我擴張，暫時切斷內心與外界的聯繫，暫時洗淨一切外在的標準和舊有自卑心理的痕跡，凝神一點，漸漸使全身心只有一個自信，甚至是目空一切的「我」。

明治年間，日本有一位相撲手大波。起初，大波雖然體健技精，私下較量無敵手，但每逢公開登臺時，他卻笨拙得連徒弟也可以將他擊敗。大波很苦惱，只好去請教名禪師白隱。白隱道：「你的名字叫大波，那麼，今晚你就在這個廟中過夜吧。想像你就是那種巨大的波濤，不是一個怯場的相撲手，而是那橫掃一切、吞噬一切的巨浪。」夜晚，大波開始坐禪，嘗試將自己想像成巨浪。起初，思緒如潮，雜念紛紛。不久，他心裡有了較為純一的波浪湧動感，夜愈深而浪愈大，浪卷走了瓶中的花、佛堂中的佛像……黎明前夕，只見海潮騰湧，廟也不見了。天明以後，大波充滿自信地站了起來。從這一天起，他成了全日本戰無不勝的相撲大師。

大凡人的自卑拘謹，多源於對外界實際回饋的擔心，或是被與正務無關的紛紛思緒佔據心胸。若能運用想像訓練暫時切斷外界聯繫，濾除雜念，讓出了心理空間，「自信」必然乘隙擴展而佔據空白，「自信」經扶持而漸漸強大後，人也就不會陷入自卑和羞怯了。類似大波那樣的想像訓練的內容主要有：海潮、人潮、大風、大火、高山、領袖等。要想摒除自己的一些不良習慣，最好能運用一些積極的引導力量來進

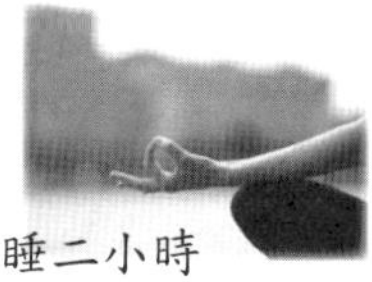

行。

確立充滿自信的「自我」想像有四個基本步驟：

(1) 確定你的目標

選定你想擁有的某樣事物，努力為之工作或創造。那可能是任何一個層次上的一種職業、一幢房子、一種關係，你自己身上的一種變化，無論是什麼。

最初要選擇對你來說是相當容易實現的目標。如此你不用太費力地對付你身上的否定性抵抗力，能最大程度地擴展成功的感覺。以後，當你有了更多練習時，你可以去處理更困難或更具挑戰性的問題。

(2) 創造一個清晰的念頭或圖像

按你所需要的那樣，創造一個事物或場景的念頭或內心圖像；你要用現在時態，再完全按你所希望的方式來想像，能包括多少細節就包括多少細節。

你也許還希望得出一幅真實物質上的圖像，例如繪一張珍寶圖（下面將詳談這一點），這是一個選擇性的步驟，並非必不可少，但常常有用（而且有趣）。

(3) 經常集中精力去想像它

經常使你的念頭或內心圖像浮上腦海，既在安靜的冥想時刻，也隨意在白天某個時刻。這樣，它成了你生活的一個組成部分，成了一個真實存在，而你也將更成功地將它投射出去。

清晰地集中思想，但又在一種輕鬆隨意的方式中，重要的是不要感到是在努力謀取，投入了過分能量將會造成阻礙而不是幫助。

(4) 給它積極的能量

當你全神貫注於你的目的時，用一種積極的鼓勵方式來想它，向你自己做出強有力的積極的敘述：它存在著，它已來臨了，或正在來臨。想像著你正在接受或獲得它。這些積極的陳述稱為「肯定」。當你進行肯定時，試著暫時中止你可能會有的任何懷疑或不信任。繼續這樣想像，直到你達到目的為止，或再沒有這樣做的願望時。

當你達到一個目的時，一定要有意識地承認那已經完成了。常常地，我們獲得了想像著的事物，卻沒有注意到我們已成功了！因此給自己一些讚歎，一定要謝謝上蒼，因為你的願望實現了。

5. 正面思考和視覺化想像

想像的力量是內外兩種力量的融合，因此，想像不僅是意識中意志力量的剋星，同時又是潛意識的直接領導，人們每天的想法和行為大多是遵循著想像的引領。所以，世界上偉大的精神導師們普遍運用這一方法：「視覺化」。就是將心中想要的事

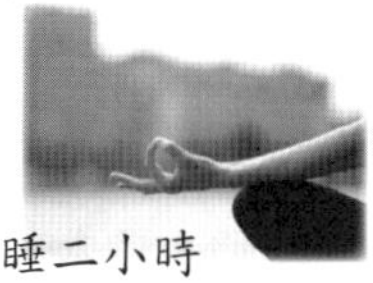

物，在思想中形成清晰的圖像，並且感覺現在已經擁有了它。

科學家經過研究發現，想像可以刺激大腦中的神經電路，這些電路與你真實看到某一物體時所受刺激的電路是一樣的。例如你在心中想像一把豎琴，大腦中的視覺皮層就會受到刺激，就像你真正看到這把豎琴時受到的刺激一樣。如果視覺想像可以刺激大腦的視覺皮層，那麼可不可以進一步假設想像運動過程，也同樣可以刺激大腦的運動皮層呢？

哈佛大學的斯蒂芬·科斯林教授在這一方面進行了研究，並初步證實了這一推測。他讓一組試驗對象想像收縮和放鬆自己的右手食指肌肉，每天進行幾分鐘這樣的練習，四個星期後，測量結果發現這個手指的力量增加百分之二十。進一步研究發現，其實手指的肌肉並沒有發生任何變化，但是大腦中控制肌肉的神經電路得到了加強。

另外兩項研究也證實了科斯林教授的假設。波士頓的研究人員將一個音樂班的學生分成兩組，一組進行鋼琴指法練習，另一組只是想像這種練習。過了一段時間對兩組學生的大腦進行掃描，結果發現他們大腦中負責指揮手指運動的區域都有所增大，而且對手指控制的精確性也有提高。倫敦的神經學家也發現，那些想像操縱遊戲機遙控器的人受到刺激的大腦部位和那些真正操縱遊戲機遙控器的人是相同的。

想要事物的畫面要具體清晰到每一個細微之處。並根據這個畫面中的內容，來進行視覺化練習，你就會發現潛意識不會去思考你是真的在做還是進行視覺化運作，它會記錄下來並去運作。你在心中想達成的結果會在你的生活中真實地到達。「視覺化」練習不僅僅是個內化的過程，還是獲得精神吸引力支持的鑰匙。當你視覺化時，在內心裡創造你想要的畫面時，最好只思考「結果」就好。想像你已經擁有的具體影像和畫面，保持在這種畫面上，如果你想像想要房子的畫面，你要具體到房子外面的形狀和顏色，房間裡客廳佈局的樣子，甚至躺在床上愜意地聽音樂，然後去感覺到真的已經擁有它並住在裡面了。

你心中想像的景象要完整，有動態的動作、靜態的畫面，有遠近的層次感，你要保持影像畫面清晰，內容要豐富。這些想像對以後的行動或者思考至關重要。如美國的「阿波羅計畫」就曾使用視覺化方法來訓練太空飛行員，現在奧運選手經常用到這個方法來練習，讓他們在內心裡進行操作或比賽練習，想像成真的在太空或賽道上一樣，內心裡是整個畫面的詳細過程，這些視覺化練習對他們的實際運作幫助很大。

美國奧林匹克委員會運動心理顧問彼得．哈伯爾說：「運動員的心理訓練就是為了不斷刺激他們大腦中控制某項運動的神經，從而使這種『神經－運動』聯繫得到強化並固定下來，使他們在賽場上的表現發揮到最佳。」

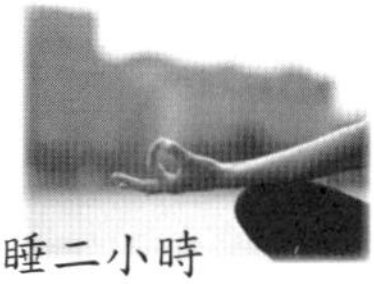

心理訓練可以大大縮短運動員大腦在緊張激烈的比賽中做出正確決定的時間，從而搶佔先機，奠定獲勝的基礎。二十六歲的林肯．麥克拉維是美國六十九公斤級最好的摔跤手，他經常在腦海中模擬比賽的片斷，所以在比賽中他能夠不假思索地做出反應，就像「下意識」一樣。

你不要以為心理訓練很輕鬆，它一樣可以使你筋疲力盡。美國跳水運動員蜜雪兒．大衛森對此深有體會。每天晚飯後她都會在漫步時進行「頭腦訓練」「反覆想像我最完美的一跳……半個小時後我會感到很疲勞，就像上了一節訓練課一樣」。

這說明心理訓練有一個十分關鍵的因素，那就是精神高度集中。心理訓練要想取得預期效果，這一點必不可少。科學研究發現，受過訓練的大腦可以增強或減弱特定神經鍵的聯繫，所以訓練有素的運動員在比賽中可以增強運動興奮點，而對外界干擾無動於衷。舉重運動員塔拉．諾特就能很好地做到這一點：「出場時我把一切都拋到了腦後，站在那裡閉上眼睛，深吸一口氣，看不到眼前的任何東西，我能聽到有人喊『塔拉，加油』，但聲音聽起來既遙遠又模糊。」心理學家認為，運動員感受不到觀眾以及現場的聲音，大腦就能把更多的能量集中到比賽上。

世界上那些偉大的發明家發明出來的東西，都是先來自於發明者心中的意象，他們首先會在內心清楚地看到畫面，並將定格的畫面持續地想像……那些偉大發明就這樣誕生了，是他們的信心與想像的力量，成為人類科技進步的起因，並服務於地球上的人類。

6. 把肯定作為想像的一部分

肯定是想像的最重要的成分之一。肯定意味著「使之堅定」，是關於某種事物已經如此有力、積極的敘述，這是一種使得你正在想像的事物得以確定的方式。

進行肯定的練習，讓我們能夠用一些更積極的思想來替代我們過去陳舊的、否定的思維模式。肯定是一種強有力的技巧，一種能在短時間改變我們對生活態度和期望的技巧，它能全盤改變我們為自己所創造出的一切。

肯定可以默不作聲地進行，也可以大聲說出來，可以在紙上寫下，甚至可以歌唱或吟誦。一天只要有十分鐘有效的肯定練習，就能抵消我們許多年的思想習慣，自然你就能超越自己。選擇積極的語言和概念，你就會創造出一個積極的現實來。

關於「自我肯定」，這裡有些重要的事要記住。

始終要在你所能及的最積極方式中來進行你的肯定。肯定你所需要的，而不是你所不需要的。不要說「我再也不在早晨睡過頭了」，而是要說「我現在每天早晨都按時醒來，充滿活力」。這就確保了你在創造著最積極的思想形象。

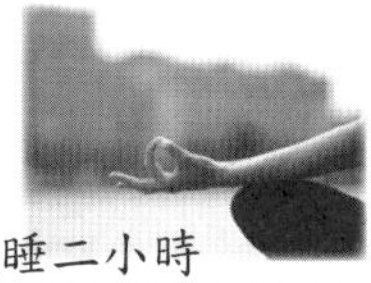

在某些時候，你也許會覺得否定性地進行肯定是有助的，尤其是當你努力消除情緒障礙或壞習慣時，例如，「為了使目的得到實現，我不需要變得緊張」。

始終選擇那些你感到完全合適的肯定。對一個人有效的肯定，對另一個人也許壓根無效，一番肯定應該帶給你積極、擴張、自在或是支撐性的感受，如果不是那樣，就試另外一種，直到感覺合適為止。

當你最初進行肯定時，你可能會感到情感上的抗力，尤其是那種對你真正有力，並將在你的意識中造成真正變化的肯定，更是如此。這是自我對變化和成長的最初的抗力。

在進行肯定時，努力創造出一種它們可能是真實經驗的感覺，把你全部的思想和情感投入肯定中去。

肯定可以單獨運用，也可以結合著想像一起運用，你應該始終把肯定作為你經常想像的一部分。

第三章——冥想中級修習：暗示與催眠

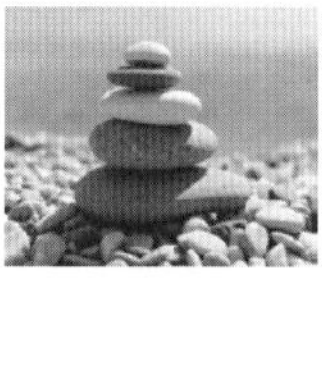

一、人最大的力量就是自我暗示

心理暗示，在我們的日常生活中，是隨時隨地都可以看到的。比如在開會時，當一個人打呵欠，許多人就會跟著打呵欠；對演員的精彩表演，只要有一個人帶頭鼓掌，就會有很多人跟著鼓掌，這也是相互暗示的結果。以上說的，是他人暗示的影響，至於自我暗示，效果也相當明顯。

比如，當有事必須在第二天清晨五點鐘起床，則往往不需要鬧鐘，到五點鐘的時候自己就會醒來，其原因就是由於前一天晚上在有意和無意中對自己做了強烈的暗示：「明天早晨有重要工作，必須五點醒來！」

生活中也有這樣的情況：到超市買東西，回到家一清點，發現有一些是可買可不

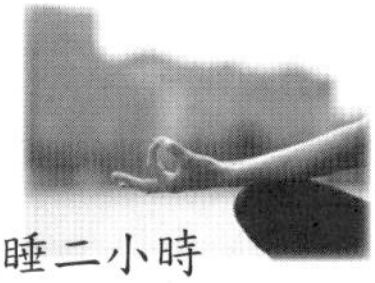

買的，連自己都不知道為何會買這些小東西；我們本來對某個人沒有什麼印象，等過了一段時間後卻覺得他面目可憎；早晨到了辦公室，本來精力充沛，心情愉快，過了一會兒卻變得煩躁不安。

這些都是我們日常生活中常見的現象，我們經常會對此感到莫名其妙，但是從心理學角度來看，一點也不奇怪。因為你受到了周圍環境的暗示，不知不覺就產生了與之相應的行為與心情。

一個人最大的力量，往往是從內心產生的自我暗示。消極的自我暗示，可能將人帶向死亡；而積極的自我暗示，則使人自勵自信，走向成功。無論是正確的心理暗示還是錯誤的心理暗示，都具有無形的巨大力量。

1.暗示能使我們精神積極向上

你是否還有過這樣的經歷：本來穿了一件自認為很漂亮的衣服去上班，結果好幾個同事都說不好看。當第一個同事說的時候，你可能還覺得只是她的個人看法，但是說的人多了，你就慢慢開始懷疑自己的判斷力和審美眼光了。下班後，你回家做的第一件事情就是把衣服換下來，並且決定再也不穿它了。

原來，這都是心理暗示在「作怪」。心理暗示是人們日常生活中常見的心理現象。所謂暗示，指人或環境以不明顯的方式向個體發出某種資訊，個體無意中受到這些資訊的影響，並做出相應反應的心理現象。從心理機制上講，它是一種被主觀意願肯定的假設，不一定有根據，但由於主觀上已肯定了它的存在，心理上便竭力趨向於這個假設。

暗示分自暗示與他暗示兩種。自暗示是指自己接受某種觀念，對自己的心理施加某種影響，使情緒與意志發生作用。例如有的人習慣於早晨在上班前或出去辦事前照照鏡子、整整衣服、理理頭髮。當從鏡子裡看到自己臉色不太好看，並且覺得上眼瞼浮腫，恰巧昨晚睡眠又不好，這時馬上就有不快的感覺，懷疑自己是否得了病，繼而覺得自己全身無力、腰痛，於是覺得自己不能上班了，甚至要到醫院就診。這就是對健康不利的消極自我暗示作用。而有的人則不是這樣。當在鏡子裡看到自己臉色不好，由於睡眠不好而精神有些不振、眼圈發黑時，馬上用理智控制自己的緊張情緒，並且暗示自己：到戶外活動活動，做做操，練練太極拳，呼吸一下新鮮空氣就會好的。於是精神振作起來，高高興興去工作了。這種積極的自我暗示，有利於身心健康。

而他暗示，是指個體與他人交往中產生的一種心理現象，是別人使自己的情緒和意志發生變化。一位大學教授曾在講臺上拿一玻璃瓶對學生說：「瓶子裡是有異味的氣體，現在要測這種氣體在空氣中的傳播速度，等打開瓶蓋後，誰聞到這種異味，請舉手。」教授打開瓶蓋，自己很快露出聞到異味的表情，隨即看表計時，前排同學十五秒後舉起了手，四分之三同學一分鐘後舉起了手……其實玻璃瓶裡只是普通的空氣，其他什麼也沒有。

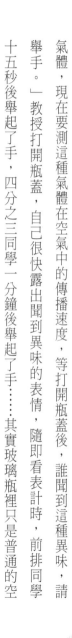

這就是他的暗示在起作用，透過對他人心理形成暗示，可以達到改造人的思想和行為的效果。實現暗示的效果需要具備以下幾個條件：

第一是：暗示者的特性。反應者是按照暗示者的特性、暗示性和自己之間的心理上的距離的大小和品質表現出不同種類、不同程度的暗示反應。第二是：暗示刺激雖然給予的是一部分刺激（部分刺激），或者代替本來刺激的刺激（代理刺激），而反應者在任何情況下卻都表現出作為全部刺激或者是本來刺激下的所有反應。第三是非合理性暗示刺激是在情緒高昂的氣氛中，讓他人在注意力轉移，忽略了判斷的狀態下產生作用，它盡量不讓反應者做出明確合理的判斷與分析。

心理暗示能左右我們的心情。皮格馬利翁效應，其實展現的就是暗示的力量。人們會不自覺地接受自己所喜歡、欽佩、信任或者崇拜的人的影響和暗示。

現實中，人們為了追求成功和逃避痛苦，會不自覺地使用各種暗示的方法。比如困難臨頭時，人們會相互安慰：「快過去了，快過去了。」從而減少忍耐的痛苦。人們在追求成功時，會設想目標實現時非常美好、激動人心的情景。這個美景就對人構成一種暗示，它為人們提供動力，提高挫折忍受能力，保持積極向上的精神狀態。

2.暗示可以影響人的生理和心理

一位心理學家想知道心態對行為會產生什麼樣的影響，就做了如下的試驗：他讓十個人穿過一間黑暗的房子，在他的引導下，這十個人都成功地穿了過去。然後，心理學家打開房內的一盞燈，在昏黃的燈光下，這些人看清了房子內的一切，都嚇出一身冷汗。這間房子的地面是一個大水池，水池裡有十幾條大鱷魚，水池上方搭著一座窄窄的小木橋，剛才他們就是從小木橋上走過去的。心理學家問：「現在，你們當中還有誰願意再次穿過這間房子呢？」沒有人回答。過了很久，有三個人站了出來，其中一個小心翼翼地過去，速度比第一次慢了許多倍；另一個顫巍巍地踏上小木橋，走到一半時，竟趴在小橋上爬了過去；第三個剛走幾步就一下子趴下了，再也不敢向前移動半步。

心理學家又打開房內的另外九盞燈，燈光把房裡照得如同白晝，這時，人們看見小木橋下方裝有一張安全網，由於網線顏色極淺，他們剛才根本沒有看見。「你們誰願意現在通過這座小橋呢？」心理學家問道。這次又有五個人站了出來。「你們為何不願意呢？」心理學家問剩下的兩個人。「這張安全網牢固嗎？」這兩個人異口同聲地反問道。

很多時候，成功就像通過這座小木橋，失敗的原因恐怕不是力量薄弱或者智慧低下，而是周圍環境的威懾——面對險境，很多人早就失去了平靜的心態，慌了手腳，亂了方寸。

這就是暗示的力量，它可以影響一個人的生理和心理狀態，像這樣類似的現象在生活中屢見不鮮。譬如早上起來，你發現自己的臉色灰暗，一天都開心不起來；如果發現自己臉腫，你就會懷疑腎臟有問題，然後就會覺得腰痛。國外一些醫生有一種「內視想像療法」，就是誘導病人想像自己身體中的癌細胞一點點地消失，還有的就是把樹立戰勝疾病的信心作為一個必備的條件，這些治療方法對發揮藥物的最大功效十分有幫助。

一位著名的運動員在獲得奧運會金牌後說：「奧林匹克競賽，對運動員來說，百分之二十是身體的競爭，百分之八十是心理的挑戰。」他的話是極有道理的。由於高水準的激烈競賽，給人帶來緊張感和精神壓力，這種精神上的緊張和壓力又使人的生理發生變化，如動作不協調，肌肉和關節僵硬、不靈活，呼吸急促，心跳加速等。如果善於透過心理暗示來進行自我放鬆，調整機體內部心理狀態，使之達到最佳競技狀

態，就能使自己的能力正常發揮，甚至超水準發揮。

一個年輕人曾經說過這樣的經歷：「面對一件事，一旦我的感覺告訴我這件事很困難，我就會想到放棄，不知道是不是害怕失敗；但放棄後，再回味時就感覺比失敗還難受。」其實，這就是心理暗示的結果。這位年輕人給自己實施的是負面的消極的心理暗示。所以，當你想要打退堂鼓的時候，不妨挺起腰板，對自己說「我可以做得很好」。

心理學家告訴我們：成功與否，全看你「心之所向」。給大腦正面的刺激——即「良性的心理暗示」，大腦就會活躍起來，產生連自己也意想不到的力量。成功的美國企業家，大多都不時地給自己良好的心理暗示——我的運氣絕對是好的，我一定會成功的。自以為運氣不好的人，往往因為這種定位給自己帶來負面的影響，即自以為「運氣不好」的心態本身，使得自己的運氣更趨惡化。換句話說，好運、成功不會不招自來的。

所以做任何事之前，都要確信自己一定能成功，並有意識地找些事情來做，失敗了就想「下次一定能成功」；成功了就對自己說：「看，我多棒，再接再厲，下次一定會更好！」悲觀的人，在每一個機會中，都看到某種憂患；樂觀的人，在每一次憂患中，都能看到一個機會。

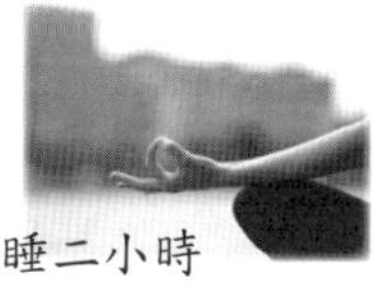

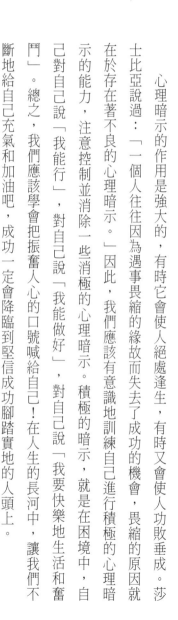

心理暗示的作用是強大的，有時它會使人絕處逢生，有時又會使人功敗垂成。莎士比亞說過：「一個人往往因為遇事畏縮的緣故而失去了成功的機會，畏縮的原因就在於存在著不良的心理暗示。」因此，我們應該有意識地訓練自己進行積極的心理暗示的能力，注意控制並消除一些消極的心理暗示。積極的暗示，就是在困境中，自己對自己說「我能行」，對自己說「我能做好」，對自己說「我要快樂地生活和奮鬥」。總之，我們應該學會把振奮人心的口號喊給自己！在人生的長河中，讓我們不斷地給自己充氣和加油吧，成功一定會降臨到堅信成功腳踏實地的人頭上。

3.暗示是一種心理治療方法

有心理學家認為，暗示是操縱潛意識的最佳途徑之一，幾乎每個人都或多或少地有受暗示感應性。很多心理學家都透過不同的心理試驗證明了暗示性的作用。

有一個試驗是這樣的：將接受試驗的被試者分為兩組，給其中一組服用實驗中的新藥，而另一組被試者服用一粒糖丸，但卻告訴他們剛服下的是某種藥物。之後，測他們的身體反應，結果發現，有很大一部分服糖丸的人出現了和藥物組被試者同樣的反應。

科學家做過這樣一個試驗。在一段時間內，每天都選擇一個固定的時間為一個人施加某種疼痛感，再透過嗎啡控制疼痛的程度，最後幾天再把嗎啡改成味道相同的安慰劑。你猜怎樣？安慰劑同樣具有鎮痛效果。

這就是安慰劑效應，在某種情況下因為某種原因，某些根本不具任何作用的東西卻發揮了非常強大的功能。而且，如果這種東西本身具有一定作用的話，其神奇作用反而完全消失。當義大利都靈大學的法布利齊奧．貝內德蒂進行上述實驗時，他在安慰劑中增加使用了一種名為納洛酮的藥物，它可以緩解嗎啡的麻醉作用，結果出乎大家意料，安慰劑的鎮痛功能完全消失了。

那麼，到底發生了什麼呢？醫生們幾十年前就知道了這是「安慰劑效應」發生了作用，而這個效應的實質，就是心理暗示。

在現實生活中，「安慰劑效應」隨處可見。幾個很少接觸鄉村環境的城裡人到野外郊遊，到達山腰時，他們為眼前清澈的泉水、碧綠的草地和迷人的風景所深深吸引。休息時，其中一人很高興地接過同伴遞過來的水壺喝了一口水，情不自禁地感歎道：山裡的水真甜，城裡的水跟這裡真是沒法比。水壺的主人聽罷笑了起來，他說，壺裡的水是城市裡最普通的水，是出發前從家裡裝的。這種現象說明，我們在對現實進行分析的時候，很明顯地摻雜了很多個人因素，包括我們的期望、經驗和信念等。

美國有研究證實，從事體力勞動或體能鍛鍊的人，如果自認為鍛鍊效果良好，那麼他們的實際鍛鍊效果就可能比其他人更好一些。試驗結果支持體能鍛鍊中存在安慰劑效應的理論。

安慰劑效應是指即便患者服用的是無效的假藥片，如果醫生告訴他這是有效藥物，患者的生理健康狀況也可能在「安慰劑」引發的心理作用下得到改善。

德國漢堡大學研究人員最近公佈的一項試驗結果顯示：心理暗示在有時甚至可發揮和藥物一樣的作用。德國科學家表示，當病人期望一種療法有效時，控制疼痛的大腦區域就會變得活躍，而導致一種名為內啡肽的止痛物質的分泌，從而對患者產生作用。

透過暗示改善病人的心理、行為以及機體的生理機能，成為治療疾病的一種有效方法，即暗示療法。暗示療法可在催眠狀態下進行，也可在清醒狀態下進行。由於催眠狀態下的暗示療法必須由受過專門訓練的醫生施行，過程複雜，比較少用。而清醒狀態下的暗示治療無需催眠，方法簡便，較常採用。

有一位婦女因丈夫突然在車禍中死亡，精神上受到強烈的刺激，悲痛得雙目失明。但經醫生檢查，眼睛的結構沒有病變，診斷為心理性失明，用許多方法都沒治好。後來進行催眠治療，催眠師暗示她視力已經恢復，對她說：「我數五個數，數到第五個時，你醒來就能看見東西了。」催眠師很慢地數一、二、三、四、五，果真數

到五的時候，病人醒來，發現自己的視力已完全恢復。

暗示作為一種心理治療方法，在臨床治療中被廣泛應用。醫生和家屬應善用積極的暗示作用，多鼓勵病人，使之樹立戰勝疾病的信心，以利病情痊癒，病體康復。

4. 暗示對身體健康有重大影響

心理暗示，對身體健康有重大影響。一般來講，一個人如果經常暗示自己：「多想開心事，不想煩惱事，要笑對人生。」那麼他的精神一定很好，身體也會健康。如果總是暗示自己：「人際關係不好處，盡量少出門；生活太艱難，活著沒意思。」這樣，他就會整天愁眉苦臉，情緒低落，沒有心思做任何事情，這樣身體也會很快垮下來。在遇到不順心的事時，如果暗示自己，要沉住氣，不要生氣，不要激動，與困難和問題戰鬥是人格高尚的表現，急躁沒有用，怕沒有用，自己不要往「死胡同」裡鑽，那是最沒出息的行為等，這樣心情就能平靜。否則就會想不通，生悶氣，發無名火，不但問題解決不了，還會把心情弄得亂糟糟，坐立不安，六神無主，直接損害身體健康。

在對待疾病治療和康復的問題上，如果用積極的態度進行暗示，多想自己的病情已經好轉，症狀減輕，疼痛已被止住，以後會很快痊癒……這樣就會真的減少痛苦，加快康復的進程。如果總是暗示自己：「我的病很嚴重，已經治不好了，活著自己受罪，還拖累家人，真不如早點離開人世……」這樣無論有多麼好的醫療條件，也很難把病治好。在對睡眠好與壞的問題上，不同的暗示也有不同的結果。如果睡覺時暗示自己「我現在心情很好，無憂無慮，很快就能入睡，已經很睏了，兩眼睜不開了」，這樣就能很快進入夢鄉。如果暗示自己「白天工作太累了，渾身酸痛乏力，怕是睡不好覺了」，這樣就會很難入睡。**因此，積極心理暗示和消極心理暗示對健康的影響是大不一樣的。**

一個人的健康狀況如何，跟他的心理狀態有很大關係。因此，只有積極發揮心理暗示的作用，才能自己做好自己的心理平衡調節工作，使身體永葆健康。

為什麼心理暗示具有那麼大的力量？原因何在？對於這些問題，在科學不發達的年代，人們是無法理解的。隨著科技的發展，一些生理學家和心理學家對此做了系統的研究，得出了心理支配生理的結論。

(1) 心理意念活動引起軀體意向性運動

有人曾設計這樣一個試驗，依據小孩用蹺蹺板的原理裝置一塊木板，讓一個人躺在上面做試驗，使木板平衡。然後叫參與試驗的人想像自己騎在自行車上，並使勁用腳「踩」那自行車的腳踏（實際上並沒有動）。這樣不斷地自我暗示（即想像意念活動——快騎快跑）自己就好像真的在騎自行車了。結果木板靠腳的一端開始下降，從而破壞了平衡狀態。為什麼會出現這種情況呢？研究證實，這是由於心理暗示用腳踩自行車的意念活動，引起了下肢的意向性運動，使下肢血管擴張造成的。

(2) 心理自絕造成死亡

我們在相識的人中，常見這樣的事例：某人能正常地過家庭生活和社會生活，正常地工作、學習和娛樂。在偶感不舒服後去看病，經醫生檢查發現了癌症，這下子心情開始緊張，回家就臥床不起，身體很快衰竭。住院治療也不見效果，不久就死去了，真可謂確診成了「死亡通知書」。這裡有心理恐懼、過度憂鬱和對癌症過分誇大其辭的宣傳對心理的不良影響，與患了「不治之症」的心理暗示有必然的聯繫。心理上的自絕，產生全身性生理紊亂，降低了對疾病的抵抗力，加速了疾病惡化的進程。這就是恐懼的心理暗示導致病情惡化的簡單道理。

(3) 積極和消極心理暗示對生理的不同影響

大量的觀察和試驗都證明，積極的心理暗示和消極的心理暗示，對生理的影響是不同的。積極的心理暗示能增進和改善人的心理、行為以及機體的生理機能，使血液流通和新陳代謝加快，有利於健康；消極心理暗示能擾亂人的心理、行為以及人體的生理機能，影響軀體內分泌的正常活動，出現唾液和胃液分泌減少，消化能力降低，

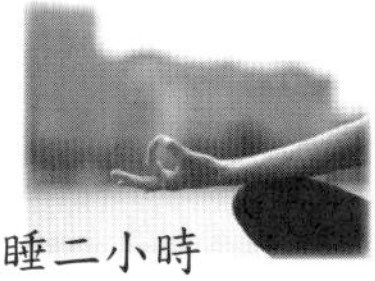

呼吸加快，氣短，血壓升高，脈搏加快，血液中糖分大量增加。所有這些，就會產生渾身沒勁的感覺。因此，從有利健康、有利工作和生活的角度出發，一定要大力提倡積極的心理暗示。

5.暗示是一種有效的情緒控制辦法

隨著人們對潛意識的研究，潛意識對情緒的影響也越來越被心理學家重視，利用潛意識來調控自己的情緒，也成為一種卓有成效的情緒控制辦法。

潛意識的力量已經被人們所接受，比如明天要參加一個重要會議，你告訴自己明天早上要早點醒來，千萬別遲到。第二天早上，鬧鐘還沒響呢，你已經醒來了。在這之前，你向來可以一覺睡到大天亮的。這就是「千萬別遲到」這種念頭在無意中起了暗示作用，然後透過自律神經系統來控制你的睡眠時間。這種現象反覆強化，就能建立起一種條件反射，透過身體的反應自由地控制你的睡眠和甦醒。

美國一位大學教授曾經非常沮喪地對心理醫生說：「我一生中的每一件事情，都亂七八糟的。我失去了健康、財富和朋友。每一件事情一旦碰到我，就一定會出毛病。」

心理醫生耐心地對他說：「首先，在你的心中，應該建立一個大前提，那就是你的潛意識的無限智慧會引導、指引你，讓你在精神和心智以及物質各個方面，都朝著美好的方向發展。然後，你積極的心態就會自動在你投資、健康等各個方面給予你睿智的指導，讓你恢復心靈的平和與寧靜。」

而這位大學教授接受了心理醫生的建議，開始對自己的生活前景重新進行規劃。**他在日記中這樣寫道：「潛意識會給予我無限的智慧，讓我擁有完美的健康和富足的生活。正確行動的原則和潛意識的力量，將改變我的全部生活，我知道我的大前提是置於生命的永恆真理之上的，而且我更知道，並且相信我的潛意識，會因為我的想法給我帶來十全十美的答案。」**

這位大學教授在經過一段時間之後，主動給心理醫生寫信：「一天有好幾次，我會帶著愛心緩慢而靜靜地重複我所建立的大前提，漸漸地，這些話，真的深入到了我的潛意識中，讓我生活的各個方面都有了很大的改變。這種方法真的很有效。」

如今，這位大學教授已經從痛苦的深淵中解脫出來，擁有了令自己滿意的健康、財富以及快樂的生活，而這一切都是他美好的潛意識給他帶來的。

潛意識能幫助我們實現我們心中的偉大夢想。因此在我們遇到困難和挫折時，千萬不要對自己喪失信心，對自己說我不行了，這樣就是拒絕了潛意識的幫助，那你肯定就不行了。而那些在世界歷史中獲得成功的人都有一個共同點，那就是他們都相信

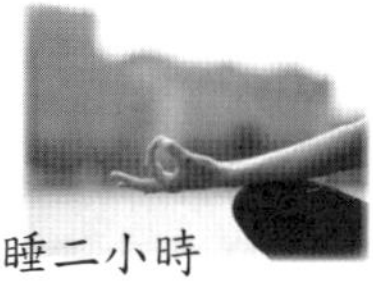

自己，都對自己有信心，只有這樣的人才能得到自身的潛意識的幫助，從而獲得更大的成功。

潛意識它不會和你爭辯，也不會反駁你，如果你把消極的想法傳輸給你的潛意識，你的潛意識也會根據這些想法產生相應的反應，而這樣做的結果就是在阻擋你自己走向好的方面，你的生活也會遭遇到更大的挫折和困難。如果你想實現自己的願望，你就要向你的潛意識提出正確的要求，獲得它的合作和幫助。潛意識有它自己的心智，但它會接受你的想法和意念。

一位成功者曾說過：「只靠我自己，我什麼都做不成。是我心中的上帝幫我完成了工作。」同樣的「上帝」也存在於你的心中。它就是你的潛意識，一旦你的潛意識接受到一個觀念，它就會立刻開始行動，把這個觀念變成現實。正確利用你的潛意識，它將幫助你獲得成功，實現你想要的一切。

潛意識的作用是巨大和神奇的，它的力量比意識要大很多，它的作用往往是潛移默化的。只要你經常在心中描繪光明的前景，並且不斷地告訴自己「我能成功，我能成功，我一定能成功」，只要不斷地這樣重複，潛意識就終將為你呈現出十全十美的答案。而影響潛意識最關鍵的一點就是要不斷地重複，大量地重複，在心中時刻確認你的目標，想著你的目標，這樣你的目標終將會實現。

你的潛意識中蘊藏著無限的智慧和力量，而你的意識只是一個忠誠的看門人，你只需要打開這扇門，潛意識的無限智慧就會像泉水一樣噴灑出來，它將引導、指引你，使你在精神、心智和物質方面，都會朝著好的方向走，使你對任何有價值的成就的追求都不會以失敗告終。

潛意識可以控制人們很多的意念、行為，同樣也可以控制人們的情緒，而且利用潛意識控制情緒的效果比其他方法更有效，只不過這種方法需要更多的時間。利用潛意識進行自我暗示，必須講究放鬆技巧，依照命令放鬆身上的肌肉，一般的方法是從腳尖開始：

首先，放鬆右腳的腳趾尖，然後腳踝、膝蓋、大腿、腸、心臟、肺、頸部。這一部分肌肉放鬆之後，換左腳。

然後，放鬆右手指尖，依次是手腕、手肘、肩部，所有的肌肉放鬆之後，換左手。

最後是下巴、鼻子、耳朵、眼睛，也依照這個順序放鬆。

這一放鬆練習在反覆多次之後，就能自如進行，全部過程只需要三十秒的時間，隨時隨地都可以做，如上下班、飯前飯後、睡前醒後，都可以練習。

6.暗示能產生自我的激勵

十八世紀，德國的一位叫林德曼的著名精神病專家，用自己的親身體驗證明了自我激勵能夠對一個人的心理和生理產生巨大的作用。林德曼決定親自駕船橫渡大西洋，想以自己的行動來證明自我激勵所起的作用。在出海十幾天後，林德曼獨自駕駛的小船開始進水了，船桅也被巨浪打斷了。而在這時，林德曼自己也出現筋疲力盡的現象，勞累加上睡眠不足，林德曼常常出現幻覺，有時會出現死了比現在舒服的念頭。這時，林德曼開始不斷地激勵自己：「我一定要活下來，我一定能成功，我一定能到達大洋的彼岸！」林德曼反覆對自己說這些激勵的話，讓這些話成為控制他意識的唯一念頭，從而激發出他身體中潛在的能量。結果，林德曼成功到達了大西洋的彼岸。

由此我們發現：一個人在遇到絕境時，最需要的就是自身的激勵，只有自我的激勵才能激發出自身的潛力，帶給自己信心、勇氣和無窮的力量。

想要學會自我激勵的人，首先要有一種積極的心態，只有具有積極心態的人在面對困境時，自我激勵的話語才會從潛意識中閃現出來，才會有意識地進行自我拯救。

一個人的成功不可能來自於失敗的思想，無論別人怎麼評價自己，自己都要相信自己，相信自己一定能夠做出一番事業。相信自己能夠成為一名傑出的人士，相信自己能夠做好任何一件事情，而自我激勵則能夠成功地使自己做到這一點。

我們的潛意識就如同一個沉睡的巨人，只有自我激勵的話語才能夠將其喚醒。每天把自我激勵的話語寫在紙上，記在心上，並且將之付諸行動，將那些不可能的事變為可能。每天告訴自己「我行，我一定行」「我能成功，我一定能成功」，這樣你的潛意識就會全力行動起來，發揮出十足的幹勁，產生出無窮的力量，讓你在不知不覺中變成自己所期望的成功人士。

有這樣一個故事——

王先生被診斷為癌症晚期，當他得知這個消息後，他變得非常沮喪、消沉。王先生看到病房窗外有一棵樹，樹葉已經落得差不多了，他想，等到樹上的最後一片葉子掉下來就是我的死期吧。

王先生每天早上起床後的第一件事，就是向窗外望一望，看看那棵樹又掉了幾片樹葉，樹上還剩下幾片。日子一天一天過去，那棵樹上的樹葉漸漸變少。

一天早上，當王先生醒來時，發現那棵樹上只剩下了一片樹葉，他想，等到明天那片葉子掉下來後，就是他的死期了。第二天早晨，他睡醒後看看窗外的那棵樹，樹上依然有一片葉子，他想，等到明天那片葉子掉下來後，就是他的死期了。就這樣，一天、兩天、三天……那片樹葉依然沒有落下，而他依然健康地活著。

幾年後，王先生依然健康地活著，醫生告訴他，他抗癌成功了。其實，是醫生把樹上的最後一片葉子用小細繩綁上的。醫生用心理暗示的方法，讓王先生保住了生命。

積極的心理暗示，對人們的生活可以產生一定的激勵作用。無論在任何時候、任何地點、任何困難的情況下，都要記得給自己希望，用積極的態度面對人生。壓力面前，積極地激發潛意識，充分發揮自我暗示的作用。對此，我們可以嘗試以下的一些做法：

(1) 把信念大聲地說出來

我們習慣了在心裡默默地給自己加油，當然這也能發揮積極的作用，但最好是有聲的說話，大聲地告訴自己：我一定能！因為直接貫穿到你的耳朵裡的訊息會比在心理默念的帶給人的暗示更加強烈。你可以站在鏡子面前，真誠地表述自己的願望，看著自己，告訴自己：我一定會成功！這樣做了之後，你會發現你的心情更加積極樂觀，思維、行動的效率也會提高。

(2) 編織美好的幻想

幻想在很多時候也是一種積極的暗示。在安靜、安全的環境中將自己徹底放鬆，並將自己所嚮往的生活或者希望達到的目標，在腦海中進行清晰細膩的預演。比如，想像自己進入夢寐以求的公司並做著自己喜歡的工作，想像自己在工作中發揮特長，想像自己在開會時滔滔不絕的精彩發言等。這樣做的好處是，你的心靈接受了積極的、愉快的暗示，那麼在遇到真實的情境後，記憶就會被啟動，從而指引人的思維和行動。

(3) 不要懼怕負面資訊

人生的道路不可能一帆風順，不要被負面的資訊所嚇倒。任何一件事情的發生，都是人生中的插曲，只是這段插曲時而淒涼、時而悲慘、時而高昂、時而興奮、時而平靜。人的一輩子，有這些組成，才算是完整的人生。

(4) 養成良好的行為習慣

暗示不僅僅是以上直接的潛意識的溝通，還包括很多行為習慣方面的因素，尤其是一些細節。比如，走路時挺胸抬頭，就會覺得自己很有精神；讓自己的儀表乾淨整潔，就會對自身形象有個積極的評價；工作或學習的時候整理好桌面，擺放好物品，就會讓自己感到很從容很有條理；說話的時候清晰大方，就會讓自己感到自信沉穩……這些看似微不足道的地方，其實都會不知不覺地給一個人良好的心理暗示。

7. 直覺是一種神奇的暗示

在日常生活中，我們似乎每時每刻都在做決定，決定有依靠直覺的，也有依靠理智的。一個看上去理智的決定，實際上大多數是一個感性的選擇。理智是好的分析師、規劃師和執行者。事情的發展，起初都是理智在思考的。它透過回憶所聽、所讀、所學和所經歷的事物對以往的經驗進行審視。不過這一切並不是真正意義上的「理性」，相反處處隱含著「感性」，因為每一個小故事、每一段內心的電影都會引發不同的感覺。這些感覺會告訴我們「好」或者「壞」，「要」或者「不要」。

理智所擁有的有限的資料、資料均源自從前，大多數資訊可以說都已經過時了。所以，這裡我們要告訴大家的是，每當理智做出決定時，實際上是過去在做決定。只有當你勇敢一點，未經前思後想做出的決定才會讓你獲得新的體驗。

科學資料顯示，人的意識每秒鐘大約處理五十個位元組（byte）的基本資訊單位。這個速度相當慢，因此我們獲得的資訊量也是非常少，最終導致了你能夠「思考」的結果和理解的內容也很少。而人們的下意識每秒可以處理數百萬位元組的資訊。我們可以這樣比喻：在你的理智從一數到十的工夫，你的直覺已經可以數到五十萬了。當你剛剛開始思考一個問題，你的直覺已經有了答案，並且正積極地將結果告

訴你。只不過你的理智可能還忙於那不會帶來任何有用結果的數數，而沒有聽見它。

直覺往往會以感覺的形式傳達給你。直覺是你心靈世界的一種能力，有人稱之為「靈光一現」，也有人稱之為「內心的指引」。直覺回答的是一種全面的、多視角的、深入的結論，是一種你以有限的理智所無法「明白」的答案。一旦你對一個問題開始冥思苦想，你就可能走入歧途，再也領悟不到這種感覺所傳達的資訊。這也是為什麼許多「頓悟」都出現在人們正準備放棄一個鑽研許久的問題的時候。

你的心靈世界早已擁有強大的直覺力量。你並不需要為此特意做什麼。你所要做的，就是承認它，傾聽它。

傾聽你的直覺，這看起來是一件不容易的事，其實這也非常簡單：你只要向自己提問，感受內心，嘗試一下，檢查它是否正確。這就像你學習一種語言。你練習得越多，就越能夠精確自如地理解它，而你對自己能力的信心也會隨之增長。

如果你想在某個問題上依照直覺行事，以下這些建議會對你有所幫助：

你可以問自己，這件事讓你覺得「好」還是「不好」，如果不好，那麼怎樣會讓你感覺好？很多事情，不要試圖去解釋它。感覺這事好或者不好，這就足夠了。如果你不知道應該怎樣去感受，你可以試試看，當你去想其他的可能性時，你的感覺是什麼樣的。你也可以向一個方向去設想，在這個過程中注意觀察自己感受的變化。如果你對此沒有清晰的答案或者感覺不太確定的話，你要再次問自己這件事究竟是要做還是不做。

當你的直覺認為不好，或者感到一種說不清看不見的阻力，就像什麼東西或者某人在阻止你，那麼這件事一定有什麼地方不對勁！這時應停止你的行動。

當你獲得的直覺是好的，那麼在想或做某事時，你一定感到輕鬆愉快。感覺就像有什麼東西或某人在給你「幫忙」。這時你的行動一定會順利進行。

而如果你的感覺還並不清晰的話，那麼目前你什麼都不應該做。問問你自己：現在，我真的必須做一個決定嗎？如果現在做出決定，並承受其後果，又會有何感受？

此外，我們的生活，不是為了創造結果，而在於體驗過程。所以，不要將你的生活或者幸福寄予未知的將來。

二、讓積極的暗示佔據我們的心靈

暗示有兩種，積極暗示和消極暗示。積極暗示對你的整個生活有一個良性的指導。如果你能夠正確地利用心理暗示，即使你處在一個很糟糕的環境中，你的內心也會產生愉悅的情感。同時，積極的心理暗示會帶來意想不到的驚喜。

人是十分情緒化的動物，人的一生主要受情緒的影響，善於控制自己的情緒，不要讓消極的暗示力量占主導地位，這關係到一個人的人生走向。當遭遇困難和打擊時，我們應該對自己說：「我很堅強，我不會倒下。」這樣的心理暗示力量必將為你增添戰勝困難的勇氣和信心。

1.積極暗示和消極暗示

美國洛杉磯的一家體育場內，一場高水準的橄欖球賽已進入白熱化狀態，觀眾們也全心投入，又呼又喊。突然，有幾個人感到不舒服，跑去找值班醫生。醫生認為他們是喝了自動販賣機賣的飲料引起的食物中毒，立即用廣播向全場發出緊急通知。不一會兒，整個體育場亂成一團，觀眾們一個接一個地吐個不停，甚至還有二百多人被送往醫院。但最後經鑒定，飲料根本沒有問題，這下子，每個「病人」的病狀又都很快消失了。這並非虛構的情節，而是生活中的真事。

一位愛惡作劇的朋友曾經和他辦公室的一位同事開過這樣的玩笑：他和其他同事商量好，等到最後來上班的一位同事進門後，大家都說他的臉色不大好，看看這位同事會做何反應。

於是，當最後來上班的同事精神抖擻地推開辦公室門後，這位朋友說道：「呀！

你昨天沒有睡好吧，怎麼臉色這麼憔悴？」他旁邊的同事也幫腔道：「是不是昨晚喝酒了，面色很蒼白！」開始的時候，被捉弄的同事還說：「沒有啊！」可是，隨著大家都說他臉色不好，這位同事果然變得沒精打采，下午的時候，還因為覺得身體不舒服提前請假回家了。

這位朋友的玩笑的確開過了頭，不過他的玩笑之所以有這樣的結果，實際上是因為運用了心理學上的暗示效應。

暗示主要分為積極暗示和消極暗示。先來看則消極暗示的寓言：

在動物王國裡也不知道是誰和獅子開了個玩笑：在它的尾巴上掛上了標籤。上面寫著「驢」，有編號、有日期、有官章，旁邊還有個簽名……

獅子很惱火。撕去標籤？免不了要承擔責任。獅子決定合法地摘去標籤，牠氣憤地來到動物們中間。

「我是不是獅子？」牠激動地質問。

「你是獅子，」胡狼慢條斯理地回答，「但依照法律，你是一頭驢！」

「怎麼會是驢？我從來不吃乾草！我是不是獅子，問問袋鼠就知道。」

「你的外表，無疑有獅子的特徵，」袋鼠說，「可是具體是不是獅子我又說不清！」

「蠢驢！你怎麼不吭聲？」獅子心慌意亂，開始吼叫，「難道我會像你？畜生！我從來不在牲口棚裡睡覺！」

驢沉思了片刻，說出了牠的見解：「你倒不是驢，可也不再是獅子！」

獅子徒勞地追問，低三下四，牠開始求狼做證，繼而又轉向豺狗解釋，同情獅子的，當然不是沒有，但誰也不敢把那張標籤撕去。

憔悴的獅子漸漸變了樣子，為這個讓路，給那個閃道。一天早晨，從獅子洞裡忽然傳出了「呃啊」的驢叫聲。

獅子是被自我暗示和他人暗示給打敗的。

受暗示是人的心理特徵，它是人在漫長的進化過程中形成的一種無意識的自我保護能力。暗示無處不在，利用積極的心理暗示手段可以讓事情變得更美好，反之消極的暗示往往把事情弄糟。

某人喜歡新鮮空氣的程度，無人能及。一年冬天，他到一家高級旅館住宿。那年冬天奇冷無比，因而屋子的窗子都關得非常緊密，以防寒流襲擊。盡管房間裡舒服無比，但他一想到新鮮的空氣一絲都透不進來時，他就非常苦惱，輾轉難眠。到了最後，他實在無法忍受，便撿起一隻皮鞋朝一塊似乎是玻璃的東西砸去，聽到了玻璃碎裂的聲音後，他才安然入睡。

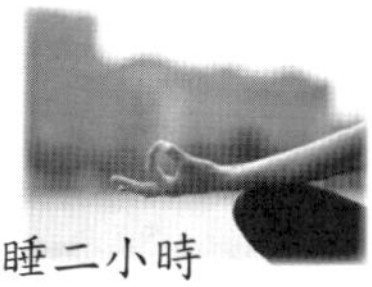

第二天醒來，展現在他眼前的是完好如初的窗子和掉落在地上的破碎的鏡框。

美國田納西州有一座工廠，許多工人都是從附近農村招募的，這些工人由於不習慣在封閉的工廠裡工作，總覺得工廠裡的新鮮空氣太少，因而顧慮重重，工作效率低下。後來廠方在窗戶上繫了一條條輕薄的絲巾，這些絲巾不斷飄動，意味著空氣正從窗戶裡湧進來。工人們由此去除了「心病」，工作效率隨之提高。

心理暗示的作用是巨大和神奇的，不僅能影響人的心理與行為，而且還能影響到人體的生理機能，消極的暗示能擾亂人的心理、行為以及人體的生理機能；而積極的暗示能發揮增進和改善的作用。

保持心理上積極的自我暗示，對個人獲得成功非常重要。

例如，星期天，你本來約好和朋友出去玩，可是早晨起來往窗外一看，下雨了。這時候你怎麼想？你也許會想：糟糕！下雨天，哪兒也去不成了，悶在家裡真無趣……但如果你反過來想：下雨了，也好，今天在家裡好好讀讀書，聽聽音樂……

我們大多數人的生活境遇，通常既不是一無所有、一切糟糕，也不是什麼都好、事事如意。這種一般的境遇相當於「半杯咖啡」。你面對這半杯咖啡，心裡產生什麼念頭呢？消極的自我暗示是因為少了半杯而不高興，情緒消沉；而積極的自我暗示是慶幸自己已經獲得了半杯咖啡，那就好好享用，因而情緒振作，行動積極。

所以，時常默默鼓勵一下自己「我很棒」「我是最好的」「我有比其他人優秀的地方」「我某某方面做得比較好」等，真的很有用！

2. 積極暗示是願望的動力

自我暗示是我們進行心理調節的得力助手，如果我們能夠進行積極的自我暗示，我們就能開發出自己的巨大潛能，從而獲得超群的智慧和強大的精神力量，進而實現自己的夢想，獲得成功。

美國一位年輕的歌手受邀參加一次試唱會。對此她非常高興，她盼望這個機會已經很久了，但過去她已經參加過四次這樣的活動，每次都以失敗而告終。這並不是因為這位歌手的嗓音的問題，她的嗓子非常好，但過去每次試唱時，她的緊張和畏懼感就會非常強烈，從而嚴重影響了她的發音。

為了不使失敗重演，她找到心理醫生，醫生教給她放鬆的方法。在試唱會的前一個星期，她把自己關在房中，坐在椅子上，然後閉上眼睛放鬆心情。在這種狀態下，她的心智更加容易接受暗示。她開始對自己說：「我唱得很好，我很有信心，我很鎮靜，我坦然自若。」她一天做四次這樣的暗示，並努力讓自己接受，以此來反擊畏懼的暗示。

一個星期後，這位年輕的歌手神情鎮定，充滿自信地走進了試唱會。在試唱會上，她竟然發揮出了超常的水準，取得了成功。

這個年輕歌手的事例說明，要想獲得成功，首先得相信自己，並用積極暗示來反擊消極暗示，從而開發出自己的潛能。

海倫．凱勒曾說過：「當你感受到生活中有一股力量驅使你飛翔時，你是絕不應該爬行的！」在我們的日常生活、學習和工作中，每個人的心理都難免會受到外界環境的影響。當我們心理受到消極影響時，我們就無法發掘出自身的潛能，甚至本來在我們能力範圍之內的事情，我們也會因為消極的心理作用而做得一塌糊塗；當我們的心理在積極力量的引導下時，即使面對難以逾越的障礙，我們依然能夠發掘我們的潛能，最終創造奇蹟。

所以，當我們身處對抗、競爭的環境中，我們就應該運用積極的自我暗示，消除心理上的緊張，讓自己的潛能得到充分發揮。積極的自我暗示，可以在我們精神無法集中時，產生鎮定、集中精神的作用。在我們準備做某件事情的時候，積極的自我暗示可以幫助我們擺脫膽怯、緊張等心理障礙，讓我們充分發揮自身的力量。

拳王阿里對很多人來說並不陌生，在阿里小時候，父母給他買了一輛自行車，他非常珍愛自己的車，每天都騎車出門。有一天，他去看警察局的一個朋友，把自行車放在警察局門口沒上鎖，沒有想到他的愛車居然在警察局門口讓人給偷走了，氣得他直跺腳。阿里在沮喪之餘，他的警察朋友提出教他拳擊，並對阿里說，每次你遇到對手的時候，你就把你的對手想像成偷你車的人。在這樣的一種心理暗示下，阿里越戰越勇，直至奪得美國乃至世界的拳擊冠軍。

阿里在比賽前也非常善於利用心理暗示的作用，在每次比賽前，他都會對著鏡頭喊：「我是最棒的，我是不可戰勝的，我是冠軍！」他正是運用了心理學中的自我暗示，讓自己充滿信心地面對對手，而且非常成功。

積極的自我暗示，對人的生理和心理都能產生好的作用。一個人要想獲得成功只能靠自己，而不是依靠出身顯貴、條件優越、智慧超常等所謂的有利條件，這些條件都是靠不住的，甚至是身強力壯、時間充裕這些必要的條件也不夠充分。一個人的成功，最終能夠依靠的只有堅強的意志、積極的自我暗示，只有進行積極的自我暗示，創造積極的心態，才能夠更好地發揮出自己的潛力，獲得成功。

我們每個人身上都隱藏著無窮的潛能，猶如一個沉睡的「巨人」，積極的暗示會讓我們召喚我們靈魂深處的力量，這時，巨人就會從睡夢中驚醒，幫助我們完成任何夢想。誰能喚醒這個沉睡的「巨人」，誰就能在逆境中看到希望，在危機中看到轉機，在失敗時依然有奮起的力量，在黑夜中看到黎明的曙光。誰能召喚自己心中的巨人，喚醒自己沉睡的力量，誰就能超越自己，打造一片自己的天空。

積極的人在每一次憂患中都看到一個機會，而消極的人則在每個機會中都看到某種憂患。積極的自我暗示具有重塑新我的魔力，它讓我們喚醒沉睡的自己。在我們實現夢想的旅途中、在遇到困難和挫折時，我們只有以高度的自覺和頑強的意志、積極的自我暗示，才能突破難關，開創新局面。

積極的自我暗示可以讓我們在實現夢想的旅途中獲得成功的動力，消除遇到困難時的恐懼和不安。積極的自我暗示是幫助我們完成願望的一種神奇的力量，讓我們不斷地尋找達成願望的途徑。積極的自我暗示，是我們達成美好願望的動力，是克服苦難的勇氣。只要我們成功地運用積極的自我暗示，我們的夢想就不再遙遠！

3. 自我暗示的心理效用

「我期望與麥肯羅比賽」「我期望與麥肯羅比賽」……這是網壇明星伊萬．倫德爾在與約翰．麥肯羅交鋒之前，每天都要在本子上寫下的一句話。原來，倫德爾與麥肯羅比賽了多次，倫德爾是勝少負多。久而久之，他對與麥肯羅的比賽有了一種恐懼心理。為了培養其必勝的信心和勇氣，倫德爾的心理醫生建議倫德爾，每天都要在筆記本上寫下開頭的那句富有挑戰性的話。

倫德爾的心理醫生所運用的這種方法，實際上是心理學上的一種自我暗示技術。所謂自我暗示，是人們透過諸如自我內部對話等方法，對自我施加心理影響的過程。自我暗示的結果，往往使自己的觀念、心境、情緒、意志等發生轉變，因此它有著很強的實用意義。尤其是每年恰逢考季來臨之際，不少考生會產生頭暈、心慌、胸悶、焦慮等不良情緒反應，影響他們考前的復習和考試水準的發揮。在這種情況下，如果能善加運用積極的自我暗示，往往會收到良好的效果。

在日常生活中，我們也經常不自覺地給自己一些消極暗示，最常見的是很多人出於謙虛，經常在人前進行「自我貶損」，比如說「我這人一向很笨」「我真的不行」「一輩子恐怕就這樣了」等來表示自己的謙卑。但是，如果這些話長期重複，我們的潛意識就會接受這些資訊，然後，我們就變得真的不行了。同時，經常聽你說這些話的人也會接受心理暗示，覺得你這人真的不行。

如果我們能有意識地接受積極肯定的暗示，就能夠對我們的心理、行為、情緒產生一定的積極影響和作用。

積極自我暗示的方法從實質上來說，是透過運用一些自我激勵式的語言，使其積極的精神能夠漸漸地、悄悄地潛入自我意識之中，直接對自我的思想、情緒和意志發生作用。產生這種效果的語言有很多，比如「我正在達到我的目標」「工作是我非常喜歡進行的事」「我這次一定能考好」「我對自己充滿信心」等。經常反覆運用這些語言進行自我暗示，就容易鼓舞自己的鬥志，穩定自己的情緒。自我暗示應選用那些簡短、具體、直接、肯定的語言，同時最好想著往日獲得好成績的情景，或者想像即將取勝的成功場面，用鮮明的圖像化方式來加強自我暗示的效果。

積極的心理暗示能夠對人的心理、行為、情緒產生積極的影響和作用，會使病人增強戰勝疾病的信心，從而有益於病情的穩定和症狀的消除。因此，我們保持身體健康，除了鍛鍊身體、均衡飲食和規律起居之外，還應當加強訓練自己進行積極的心理暗示的能力，經常「自我激勵」。這樣，機體對疾病的抵抗力增強，自然能戰勝疾病，保持身體健康。

當然，要想真正讓積極的暗示在生活中起作用，還需克服浮躁和急功近利的心理。積極暗示是一種平心靜氣潛移默化的心理運動，想一蹴而就或三天打魚兩天晒網的做法是不可能取得成功的。只有長久地堅持，積極的心理暗示才能取得理想的效果。

在一九八五年神戶世界大學生運動會上，以二．四一米的高度打破男子跳高世界紀錄的蘇聯運動員派克林，每跳一個新高度前，都要俯下身去繫鞋帶。即使當時鞋帶繫得很好，他也要鬆開重新繫過。這是他的習慣動作。這個旁人看來完全多餘的動作，恰恰是他「自我暗示」的進行曲。他說，每次繫完鞋帶，眼前似乎什麼都沒有了，只看見前面的橫竿，他要盡一切可能跳過去。

那麼，自我暗示作為一種常用的心理調整方法，具有哪些心理效用呢？主要有以下幾點：

(1) 鎮定作用

人的心理十分複雜，經常要受外界情境的影響。尤其在對抗、競爭的環境下，對手達到一個好成績或工作進度比你超前了，會造成你的心理緊張。本來你有能力超過他，但是因為心理上的緊張，反而束縛了你潛在能力的發揮。自我暗示在這時就能發揮消除雜念、穩定情緒的作用。

(2) 集中作用

這個作用同鎮定作用密切相關。一件事情，尤其是有一定難度的事情的成功，總是離不開注意力的高度集中。只有全力以赴，才能取得成功，除此沒有別的捷徑。可是，人的注意力並不是說集中就能集中的。缺乏心理訓練的人，往往是到了注意力該集中的時候，卻出現心猿意馬的情況。怎麼辦？學會自我暗示，是一種比較有效的辦法。

(3) 提醒作用

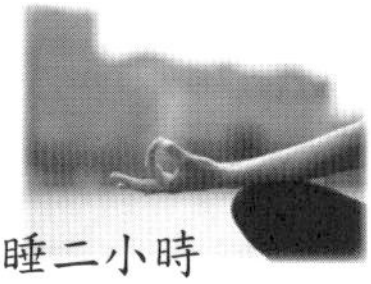

一位文豪說，當你想和別人吵架，並準備好某些詞語時，請你在嘴裡默念：「我一定不要讓這些詞語出口。」只要這樣去做，大多是吵不起來的。這位文豪在這裡介紹的，也是一種自我暗示的方法，它可以提醒人們不去做某些事情。當然，當你準備做某件事情，而又出現心理障礙如膽怯、緊張等情緒時，自我暗示也能發揮正面強化的作用。例如夜間在鄉村小路上行走，有些怕走夜路的人，就可以用自我暗示的方法來鼓勵自己。

4.選擇積極肯定的暗示

美國一位銷售商，每天早晨都集合員工一齊高聲而熱烈地朗誦：「我覺得健康！我覺得愉快！我覺得大有作為！」接著還一起開懷大笑，互相拍拍背，祈禱一天的好運氣，然後分別做自己的事，結果每人完成的銷售額高得驚人。

自我暗示能否成功，完全在於能否反覆練習。任何巧妙的暗示法，倘若不去反覆練習，效果一定會降低。

美國有一位拳王每當回答記者的提問後，總忘不了說一句：「I am the best！」（我是最好的！）

「我是最好的」帶有明顯的主觀色彩。你認為自己是最好的，可是事實上可能有人比你更好。所以歷史不會將大多數人都造成英雄，但生活在歷史中的每個人，都不能不有這麼一種豪邁之氣。

在美國，有一種被稱之為「六十秒PR法」的家庭生活遊戲，它的做法是：每天花六十秒鐘以講演的形式簡潔地描述自己的天賦和能力，以及自己應達到的成功目標。

這一遊戲實質上也是積極的自我暗示，因而可用作自信心理的激發。根據行為科學的理論，一個人對自己失去信心、垂頭喪氣、沮喪抑鬱，必然會產生一種厭惡和否定自己的自卑情緒。要克服這種不良情緒，你就要時常讚美自己的優點和長處，鼓勵自己在人生道路上勇敢奮鬥，對未來充滿信心和希望，以塑造出全新的自我形象。

在早上剛睡醒時，不要急於起床，利用三～五分鐘的時間，想一想自己的暗示語。例如，近期的目標是什麼，決心做好哪些工作，解決好哪些問題，特別是針對當天要做的事情進行一下暗示：「我一定要辦好某件事！」「我一定要解決好某個問題！」「我一定要完成某項工作！」等等。請記住，此種暗示，是在起床前進行，不要等到起床後洗完臉才進行。因為洗過臉後，顯意識開始復甦，暗示的效果就會減弱。

在自我暗示的前半部分，要選擇一些積極的、肯定式的、富有激勵性的語言，並固定下來，天天背誦，做到反覆強化，例如：

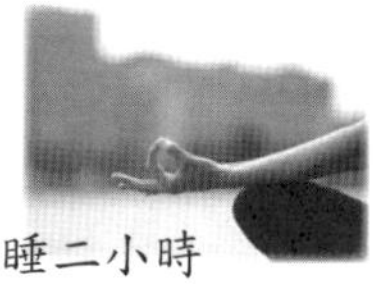

我是有能力的。

我在各方面都會越來越好。

我是我生命的主人。

活著，我感到充實與快樂。

重要的是不斷行動。

自信、勇敢、樂觀、實踐是我人生的宗旨。

完成了前半部分固定內容的背誦以後，後半部分可即興發揮。比如在講演過程中，還應多提到自己過去成功的具體例子。當然，未來的目標也是必不可少的。這可分為長期目標和短期目標。長期目標要富於想像和激發性，短期目標則應切實可行，具體明確。

當然，洗完臉後這段時間也要充分利用，趁著還沒有任何消極思想或資訊侵犯你之前，先找一個安靜的地方，享受一份精神早點，即選一本勵志好書，如潛能開發、或情商開發、或職業生涯規劃、或成功規律、或成才之道等人生指導方面的書，看上十五分鐘。然後再進行晨間鍛鍊。一邊鍛鍊，一邊回想剛讀過的內容。透過回想，達到暗示的效果。最後，再吃一頓豐盛的早點，可以有足夠的體力使你的精神早點得到盡情發揮。

有不少人大清早起來，不但不進行積極的暗示，反而專門說一些消極的語言，想一些不愉快的事情，聽一些不好的資訊，給自己進行消極暗示。殊不知，此時的消極暗示會產生極大的負面效應。因為，一個人早上情緒心態的好壞，直接影響一天的情緒及能力的發揮。

在做好「早」暗示的同時，還要做好「晚」暗示。在晚上躺在床上時，利用幾分鐘的時間，想一想近期的目標，決心做好哪些工作，解決哪些問題，並對明天要做的事情進行暗示：明天我一定要辦好某件事！明天我一定解決好某個問題！我一定要完成某項工作！一邊想著某種事情，一邊在不知不覺中睡著。睡眠之前，留在腦海中的知識或資訊會進入潛意識，留下深刻的印象並可轉化成為動力。

自我暗示的用處很多，範圍也很廣。但在剛開始進行時，往往效果並不明顯。這並不奇怪，人的心理調整不是一蹴而就的。要把原有的心理活動納入自己所期望的軌道，需要具有心理約束力。這種能力是要逐步培養的。不要因為自我暗示的一時效果不明顯，或者想暗示而暗示不了，就灰心喪氣。正所謂「萬事開頭難」，自我暗示的效果也有一個由小到大、逐步增強的過程。

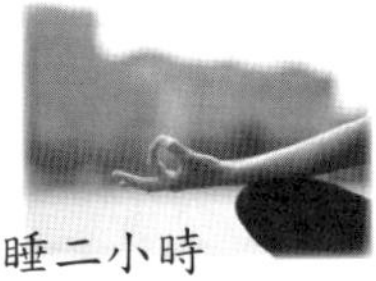

下面是你在學習自我暗示時，需要牢記的五大原則：

①簡單。你給自己制定的暗示標語要簡單有力。例如，「我越來越富有」。

②積極。這點是極重要的，如果你說「我不要貧窮」，會將「貧窮」這個消極的觀念印在你的潛意識裡。因此，你要正面地說：「我越來越富有。」

③信念。你的句子要有「可行性」，令你心理不會產生矛盾與抗拒。如果你覺得「我會在今年之內賺到一百萬」是不太可能的話，選擇一個你能夠接受的數目。例如「我今年之內會賺到十萬元」。

④預想。默誦或朗誦你自己定下的語句時，你要在腦海裡清晰地見到自己變成理想中的那個人。你永遠不會致富，除非你能夠在腦海中見到自己富有的模樣。

⑤感情。預想自己健康，你要有渾身是勁的感覺；預想自己能創造財富，你要有擁有財富的感受。當你朗誦（或默誦）你的語句時，要把感情傾注進去，否則光嘴裡念著是不會有結果的，你的潛意識是依靠思想和感受的協調去運作的。

把握積極心理暗示，做你生命和生活的主人，然後走向成功！

5.祛除消極暗示，讓心靈得到解放

四十歲的琳娜是一位公司職員，七年前她的丈夫因車禍離她而去，從那時起她的情感生活一直是一片空白。因為，她非常愛她的前夫，愛他勝過一切。

琳娜每天早晨，都會把前夫送她的絲巾繫在脖子上，這個絲巾是他們結婚那天前夫送給她的。每當這時，她就會想起自己是多麼深愛他，直到今天，她還能清晰地感受到自己對他的感情。

然而，現實的世界時常讓她感覺無比空虛。這種痛苦如此強烈，以至於她很難接受一段新的感情。她總是觀察這條絲巾，仔細到每一個細節，包括顏色、形狀、重量、手感……

終於有一天，琳娜悟出了三個問題：這條絲巾只是一件絲製品，它代替不了前夫的愛；沉浸在回憶或者對原有愛情信物的迷戀中，並不是愛的表現，它只會引發痛苦；保留對前夫的愛，然後去接觸其他男性，對他們來說並不是一件不公正的事情。因為這並不是對自己愛情的欺騙或者背叛，相反，這能讓心靈獲得自由，讓自己的生活獲得新的充實和喜悅。

想明白這些之後，琳娜開始坦然對待前夫送給自己的信物，卸下令自己寂寞生活的包袱，不再終日沉浸在痛苦之中，開始了新的生活。

幾週後，在一個風和日麗的週末，琳娜來到她和前夫初次見面的地方，那是一間別致的木屋，她把絲巾拿在手中，看了很久，她終於撒開手，伴著清風，讓絲巾飄向

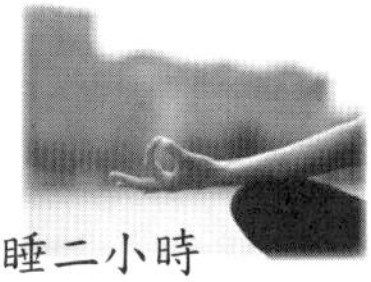

遠方，再也看不見了。做完這一切後，琳娜覺得心情變得輕鬆了。把這些代表過去的物品從自己的生活中清除出去，琳娜的內心獲得了全新的感受。

後來，琳娜又搬了新家，調整自己的生活。六個月以後，她終於在多年之後再次結識異性，並且重新獲得了愛情。

如果那些具有象徵意義的物品對你有消極的心理暗示，那麼你需要擺脫它們對你在心理上的束縛，你可以嘗試以下做法：

首先，把自己置身於一個安靜的環境，以從未有過的認真態度仔細觀察物品。仔細審視並感覺物品的材料和工藝，看看它有什麼功能，審視它的結構，掂掂它的重量。用你的各種感官好好地感知這一物品。你可以用鼻子聞，用手摸，掂分量，用嘴嘗。很快，這件物品對你來說就不再具有任何象徵意義，你在感知它後，就會發現它只是一件單純的物品。

其次，請你好好想想，是否存在相似的物品，卻不具有這種象徵意義，或者具有完全相反的象徵意義。你要試著把過去的行為或者物品與愛聯繫起來，而不是不快的經歷。回想一下當時的情景，找到這一物品帶給你的愛和快樂的時光。

最後，自己在內心編造一段新的場景。你可以假想一個你深愛著的、並且對方也深愛著你的愛人。你可以這樣想像，這個愛人是你完美的生活伴侶，你非常非常地愛對方。這個完美的愛人也有和給你帶來消極心理相同的物品，或者做了相同的行為。這麼做的時候，你靜靜地看著他（她），你不會責怪他（她），因為你深深地愛他（她）。你可以繼續感受你對他（她）的愛，並且觀察他（她）所做的一切。現在，或許你會發現，過去對你而言具有某種不愉快象徵意義的物品或者行為，已經在你內心消散。你感到的是喜悅和愛。

當你能做到這一切時，那些物品對你的消極暗示已經消失，你的心靈得到解放。你不會再沉醉於類似的情形。

由於受外界客觀事物的影響，人們隨時隨地都會產生各種各樣、五花八門的想法。對美好生活和工作的嚮往和追求，這是人們心理活動的大目標。對於如何實現的問題，以及採取什麼方式方法和措施，這就有很大不同了。一般來講，就每一個個人而言，隨著時間和場合的不同，想問題和對待事情的態度也不是一成不變的，有時情緒好，積極性高，不怕困難，願意付出代價做挑戰性的工作；有時情緒低，看什麼都不順眼，渾身沒勁，懶得動手和動腦，心存僥倖，只是空想得到追求的目標。這就是積極的心理暗示和消極的心理暗示的具體表現。

(1) 暗示「我能行」鼓起了成功的信心

從追求成功的大目標來講，只有提倡和堅持積極的心理暗示，克服消極的心理暗示，才會獲得良好的結果。

據說，在日本某地有一所專門培養企業領導人的學校。校長要求學生在每天出操、上課時，要集體大聲高呼：「我能行！我能當個好主管！」只要人們走進這個校園，到處可以聽到學生的呼喊聲。

校長為什麼要讓學生喊這樣的口號，人們實在不理解。有一次，一名記者向校長採訪辦校的宗旨，校長幽默地說：「培養企業領導人，是讓他帶領員工努力生產、追求利潤，要是沒有『我能行』的自信，還有什麼成功可言！那麼，我這個學校不就成了廢品加工廠了嗎！讓學生高喊『我能行！我能當個好主管！』就是讓他們做強烈的自我暗示，樹立成功的意識和堅強的自信心。」

(2) 用「我能行」趕跑「我不行」

大量研究證明，在每個人的意識中都有一個理想的、積極的自我形象，但這個理想的自我形象，並不是總能領導和主宰自己的行為。因為，它會常常受到另一個消極的自我形象的干擾。前者不怕困難、勇往直前，後者遇事畏縮、知難而退。前者自我暗示說：「我能行！」後者則會大唱反調，暗示自己「我不行」。因此，每個追求成功的人，都要高呼「我能行」，不斷強化心中那個積極的、理想的自我形象，戰勝和排除消極的自我形象的干擾。

著名的義大利男高音歌唱家卡羅素，在追求成功的道路上，無時無刻不在和消極的心理暗示做鬥爭，用積極心理暗示鼓舞自己，所以才有演出場場成功的良好效果。比如，一次在歌劇院的廂房等著上場演唱時，突然旁若無人地大聲叫嚷起來：「別擋住我的路！走開！走開！」身邊的後臺工作人員聽了，都手足無措，不知發生了什麼事情，因為當時並沒有任何人擋住他的路。結果，他上場後的演唱，贏得了觀眾的熱烈掌聲。

後來，有人問起他那次演出前到底發生了什麼事情時，他笑著解釋說：「我覺得我內心裡有個『大我』，他要我唱，而且知道我能唱好。但另外還有個『小我』，他覺得膽怯，而且說我不能唱好。我只得命令那個『小我』離開我。」

卡羅素所說的「大我」和「小我」，其實就是心理上的積極自我和消極自我。他要讓「小我」走開，就是要讓「大我」佔據心理位置，這是一種積極的心理暗示。

卡羅素把自己積極的心理暗示大聲喊出來，這固然是追求成功的一個好辦法，但對大多數人來講可能不大習慣這種方式。這倒沒有關係，可以根據自己的興趣而定。就心理暗示的效果而言，喊出來和默念都是一樣的。只要是積極的心理暗示，就會達到相應的效果。

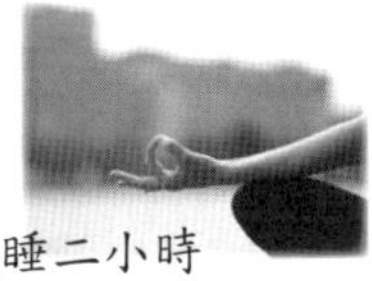

三、催眠術，強化暗示的捷徑

催眠術不能徹底改變一個人，但它可以作為其他醫學治療方法強有力的輔助療法。它不僅能緩解你的各種壓力和疼痛、幫助你的慢性疾病恢復、幫助你減肥和抗衰老、減輕你的抑鬱或焦慮心理，還能幫助你改變不良習慣、建立自信心、增強記憶力和集中精力、發展你的各種潛力。

人透過催眠，進入一種身心放鬆、舒適的狀態，就好像是一杯搖晃的水，現在逐漸穩當安靜下來，水中的雜質逐漸往杯底沉澱，於是這杯水從混濁轉為澄清、透明、乾淨，潛意識裡的問題根源，在這杯澄清的水中會自動現出真相。

1.催眠與腦電波

要明白什麼是催眠術，首先需要知道我們人類大腦的一些基本結構及功能。你的大腦無時無刻不在活動，腦的活動產生了一種生物電流，這就是大家知道的腦電波，這種生物電流現象反映出大腦的活動狀態。人的大腦功能基本上由四種不同活動層面所構成：

第一層，β——你處於完全清醒狀態。你每天約有十六個小時處在這種活動平面上。大腦這個層面的主要功能是調節人體基本生命控制中心的活動，如心跳、呼吸、腎臟功能、消化功能等（占百分之七十五），履行你的思維活動（占百分之二十五），其中包括決策、推理和邏輯思維等。據科學家們測量，這時你的腦電波活動速度在每秒十四～三十周不等。

第二層，α——它與你的潛意識有關，進入這個層面就等於你打開了進入潛意識的大門。催眠狀態就處在這個層面裡。當你達到高度集中精力時（百分之九十五～百分之一百）就能進入這個層面。該層面的其他功能還包括：靜思、生物回饋、幻想以及自然進入睡眠過程和從睡眠中清醒過來的過程。

第三層，θ——代表你的無意識部分。當你在淺睡時，你的大腦活動在此層面中進行，你開始做夢。它有時被稱為睡夢狀態。「意識」證實你是清醒的，對事物有警覺；「無意識」證實你是不完全清醒的，對外界事物無任何警覺。

第四層，δ——它與你的深睡有關。當你進入這層狀態時，你的意識完全失去，你的潛意識進入了最大程度的休息狀態，你聽不到周圍的任何聲音。每晚你在睡覺時大約有三十～四十分鐘處於這種層面。

可以這樣理解，當你在晚上睡覺時，你的大腦活動過程是：β（完全清醒）↓α（自然催眠狀態）↓θ（淺睡眠）↓δ（深睡眠）。當你清晨從睡眠中醒來時，你的大腦活動過程是：δ（深睡眠）↓θ（淺睡眠）↓α（自然催眠狀態）↓β（完全清醒）。

在正常情況下，β腦電波出現在你日常心理和軀體活動時。如果你在經歷某種創傷或者頻繁地思索並和自己的內心交談，尤其伴隨著內心分析、警覺和評判時，β波就出現高活動狀態。這種狀態導致你心智忙碌，不同程度地影響你的內心平靜和幸福感產生，並限制你的信念架構。你在進行放鬆、靜思和自我催眠時，你的β腦電波得到了削弱，此時出現的是α波，它證實你的大腦活動處於相對平靜和警覺狀態。人在α波狀態下，大腦最易「開竅」，精神集中，思維清晰，創意湧現，加快資訊收存，產生過目不忘的效果。α波是打開潛意識的唯一有效途徑。

2. 催眠是被引導下的靜思

對於什麼是催眠術這個問題，有的人回答是「變更了的意識」，有的人把它比喻為「被引導下的靜思」，也有的人則稱它為「被引導下的白日夢」。其實，解釋「催眠術」的方式很多，目前並沒有一個標準的答案，通常人們對「催眠術」的解釋是——催眠者運用暗示或暗語等方法讓被催眠者的意識發生改變而進入一種催眠狀態的技術，即當我們受某些連續、反覆的刺激，尤其是語言的引導，使我們從平常的意識狀態轉移到另一種意識狀態，而在這種狀態下，會比平時狀態容易接受暗示，我們把這個過程稱之為催眠。

催眠術有五個基本特徵：放鬆、集中精力、靜止不動、五官感覺器的高度警覺、眼睛快速運動。

催眠術過程很簡單，基本操作包括五個階段，每個階段時間不長，階段之間自然相連：

①準備階段：此時的你盡可能舒適地坐下或者躺下，盡可能不要思索任何事情。

②誘導階段：在催眠師的暗示之下，你開始從清醒和警覺狀態進入某種心身放鬆狀態，此時的你已處於似睡非睡。

③加深階段：在這期間，你得到進一步放鬆，然後完全進入催眠狀態。此時你的意識思維已經變得很微弱。

④目標階段：在這段時間裡，你最終達到了你所想要的催眠目標。比如你的目標是要減輕心理壓力，此時的你已經感到全身格外放鬆、心情格外愉快；如果你的目標是戒菸，這時你會相信自己再也不會是吸菸者。

⑤甦醒蘇醒階段：你開始慢慢回到清醒狀態，你的意識恢復正常。

例如：給被催眠者喝一杯白開水，並暗示他說，這是一杯極甜的糖水，被催眠者

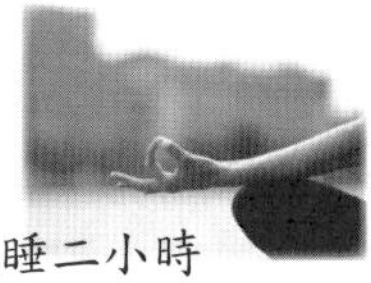

表示高興，此時抽血化驗，發現血液中含糖量大大提高。又如，早已為人所知的「人工記印實驗」，更是催眠心理暗示直接影響生理變化的明顯例證，即用一塊一寸方形大小的濕紙片，貼在被催眠者的額部或手臂的皮膚上，並暗示他貼紙的地方是要發熱的，這時他的注意力完全集中於這個地方並引起了發熱的感受。一個小時後，將紙片揭下來，發現那塊皮膚果然發紅了。如果是用一寸方形的金屬片貼在被催眠者的手臂皮膚上，暗示金屬片是發燙的，這塊皮膚很快就會起水泡。過一段時間，金屬片下面果然燙起了水泡。

那麼，所有的催眠術是不是都需要別人來操作呢？不一定。催眠術可分為自我催眠和他人催眠兩種，自我催眠由自我暗示引起，他人催眠在催眠師的影響和暗示下引起。但實際上，兩種催眠術的結果都一樣，都是使被催眠者進入催眠狀態而達到催眠效應。而他人催眠術也是透過自我催眠而產生效應的。再高明的催眠師也不可能控制你的大腦，他們只是像一個藝術家一樣去訓練你如何應用自我想像力，或者指導你如何對催眠師的指令或者暗示進行反應而逐漸進入催眠狀態並產生催眠效應。

因此，有人甚至稱催眠術是一種藝術。在他人催眠中，你能掌控當時的催眠過程，因為只有靠你自己接受指令和暗示才能進入催眠狀態。所以，我們說所有催眠術實質都屬於自我催眠。

3.積極暗示來代替消極暗示

催眠是一種生理現象，被催眠的人會在催眠師的引導下進入一種似醒非醒、似睡非睡的狀態。受到催眠的人，一旦進入深度催眠狀態後，便不能隨意自由活動，這時，被催眠者接受暗示的能力特別強，他往往會根據催眠者的語言暗示而發揮精神作用的威力。

為什麼人在催眠的狀態下會接受催眠師的指令呢？原因是，進入催眠狀態時，被催眠者的大腦皮層除了催眠者進行語言暗示需要的那一小部分神經細胞還在興奮之外，其他大部分都被暫時抑制了，也就是這個原因，受催眠者，除了聽到催眠者發出的指示話語外，再也聽不到任何聲音。此時，催眠者說什麼話，受催眠者就會「順從地」按照他的指揮去做。

德國著名催眠術大師舒爾茲有一個很有趣的發現，當他教導病人自我催眠時，如果讓病人重複地說「我的手暖和了」時，他們的手真的越來越暖和。後來人們發現，用催眠療法治療人體疾病的確能夠收效。比如哮喘病人大都對塵土、花粉或煙霧等刺激物敏感，但事實上，這種敏感都是由於神經緊張造成的。透過催眠暗示的治療，他們的哮喘可以治療大半，這就證明哮喘反應至少有一部分是來自後天的主觀經驗，而不是生理上的問題。這一切其實就是暗示的神奇力量。

有這樣一個案例——

皮特是一位著名的男歌星，他的歌聲得到了廣大歌迷們的喜愛。但他現在陷入了極端恐懼中，因為他說話的聲音沙啞。雖然歌迷們仍然喜歡聽他唱歌，但他相信自己的聲音是「令人討厭」的。他非常擔心這種情況，並且這種情況已經持續三年了。

皮特是個很配合的受術者，在催眠中催眠師瞭解到，他在三年前因病必須割除扁桃腺。當時，他很擔心手術是否會影響他的歌喉。在手術的過程中，也許是由於某一句話形成暗示，造成他的聲音沙啞。盡管那時候他已經被麻醉藥麻醉失去了意識，但是他的潛意識感受到了。

在催眠狀態下，他的記憶回到了手術當天，他說他被戴上口罩，很快他就喪失了意識。他記不起當時發生的事情了。外科醫生在結束手術後，對護士說：「好！這位歌星這樣就結束了。」其實，這句話說的是手術結束了。但是，皮特的潛意識卻不這麼解釋，他一直在擔心手術影響他的歌聲。當他聽到醫生的話卻產生了這樣的理解：「手術必定對我的聲音有嚴重損害！」當他醒來時，他的聲音就開始沙啞直到現在。

催眠面談過後，皮特沙啞的聲音就完全消失了。這真是太神奇了。當他清醒以後，他感到很喜悅，安心地回家去。催眠師和他約好必須再做一次詳細檢查。一星期之後，皮特再度來到診所，但是聲音又恢復了沙啞。他非常沮喪，看來情緒很低落。

原來是這樣的，皮特在開車到演唱會場途中，他的妻子朱莉亞對他說：「奇怪，你沙啞的聲音怎麼這麼快就好了？我不相信你沙啞的聲音真的好了，一定還會變回以前那樣！」事實如此，他又變回來了。顯然可以看出，皮特是很容易接受暗示的人。

由於某種環境因素或某種暗示作用，人們往往會背上沉重的十字架，巨大的陰影時時籠罩在他們心靈世界的上空，對他們的整個心理狀態、精神面貌產生消極的影響。以暗示為基本機理的催眠療法對心理陰影的消除確實有很大的幫助。用積極的暗示來代替消極暗示，人的心靈世界才會擺脫沉重，輕鬆面對生活。

4.自我催眠可以使心靈平靜

你可能會發現，當身體出現緊張時，好像另外有什麼東西綁住你的大腦，讓你心神不安、思維遲鈍。很多人相信，人的心智永遠不會睡覺，就好像他們相信鯊魚也是永遠不會睡覺一樣。其實，鯊魚也會睡覺，只是牠們睜著眼睛睡覺。人的心智也會睡覺，事實上，大腦在睡眠週期中可得到暫時休息和再充電。催眠狀態是介於清醒和睡眠之間的大腦活動層面，是大腦睡眠週期的一部分，此時，人的心智處於完全放鬆和平靜狀態。如果你感到很難阻止你的大腦不斷地去思考、擔憂或顧慮，那你此時最有

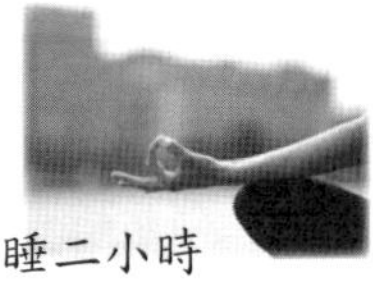

必要學習和進行自我催眠練習，讓你的心暫時平靜、安定下來。

費雯麗和本傑明是一對戀人。本傑明很愛費雯麗，平時本傑明有時間總是陪費雯麗外出一起吃飯、看電影、逛商店。最近本傑明因為準備博士論文還要給本科大學生上課，的確很忙，有一段時間沒有跟費雯麗聯繫了。費雯麗感到非常緊張和有壓力，擔心本傑明疏遠她是因為不愛她了，擔心是不是她做錯了什麼。因此，費雯麗變得心神不寧，並時常對本傑明發脾氣，無理取鬧。事過以後，她感覺更糟糕，為自己的壞脾氣感到更懊惱。為此，費雯麗開始自我催眠練習，她學會去關注他們之間這段時間所發生的一切，從意識和潛意識層面關注她的那些種種想法和感受，比如她注意到了自己脾氣變壞是因為沒有安全感，是因為懷疑本傑明對自己的愛。

在催眠的暗示語中，費雯麗對自己說：「我要停止這些情緒反應。」「從現在開始，我要認真觀察是否真的有證據說明我和本傑明的戀愛關係發生了改變。」費雯麗發現自己對本傑明的懷疑沒有任何事實依據，完全是出於自己沒有安全感。後來費雯麗在暗示語中進行自我對話，自我反駁以前的那些錯誤感覺。最後費雯麗的不良情緒得到改正，開始理解本傑明為什麼近來與她聯絡減少。

自我催眠能幫助你改變以往不健康的生活方式，比如改變你的睡眠習慣，讓你能夠做到早睡早起，從而在某種程度上避免了壓力事件的發生，例如，避免了經常上班遲到。再比如，透過自我催眠你能改變暴飲暴食的不良習慣，你不會因增加了體重而感到心理壓力；保持家裡整潔使你感覺心情愉快，緩解了壓力感受；感覺更有自信心與他人交往，使你能夠處理好人際關係，從而在某種情況下減少壓力事件的發生，等等。

自我催眠使你能夠透過及時控制對潛在性壓力事件或環境的認識或感受，從而管理好自己的壓力情緒。

美國有位心理學家進行了一項研究：四十位中學教師接受四週的自我催眠訓練，其目標是改變他們對近期所經歷的壓力事件的認知或想法。十二個月以後，研究者再將參加過自我催眠訓練的教師與沒有參加催眠訓練的對照組教師們進行比較，結果顯示，參加過自我催眠訓練的教師受壓力的影響明顯低於沒有參加過自我催眠訓練的教師。

你也許注意到了，當你面臨一種壓力事件時，如果你看到過你的家人或者朋友曾經有過相同壓力事件，那麼，你受此壓力的影響要小一些；如果你從未看到過你周圍的人有經歷類似的壓力事件，那你受此壓力的負面影響就會明顯大得多。為什麼呢？道理很簡單，你對壓力事件的認知或想法影響你對壓力事件的感受和行為反應。你從你周圍的人所經歷過的同樣壓力事件中得到的認知或想法，與你從未看到過任何人有過相同壓力事件的認知或想法可能不一樣，你比較清楚壓力是什麼，知道該壓力可能會給你帶來哪些不良後果等等。

因此，你對壓力的感受可能就沒有那麼悲觀，自然你的壓力就得到緩解。透過合理的暗示作用，自我催眠術能改變你對壓力事件的認知和想法，也就改變了你對壓力的感受，最終緩解壓力。

5.自我催眠速成術

自我催眠術是自我信念轉換的最好方法之一。它促使你明確個人目標，達到精力集中，平息內心任何抵抗以及培養新的學習方法。當你在清醒的時候，大腦就好像裝有一套過濾或者防備等安全系統，它們專門用來掃描那些新的資訊（新的行為、想法、思維模式等），判斷這些新資訊是否你真正想要的東西，將新資訊與現有的資訊進行比較。

因此，你的大腦由於有了這套安全系統就不會輕易地接受每一個突如其來的新資訊或者新建言，而讓你的行為、認知和思維模式變來變去，處於一種混亂狀態。

自我催眠可以解除或者繞開你大腦中的這套安全系統而與你大腦的潛意識進行直接對話。當你進入催眠恍惚狀態時，你全身極度放鬆，你的大腦非常平靜，你的潛意識開始擺脫了安全系統的束縛，它的大門直接向外打開，此時它最容易接受你的所有自我暗示語，比如放開壓力、停止吸菸、增強自信心、減少進食、緩解疼痛等等。

每個人都有自己的生存目標，有短期和長遠目標，但不是每個人都能感受到或明確自己的真正目標是什麼。有規律的自我催眠練習的最大好處，是促使你能有效地思索和清理出你的目標。透過自我催眠過程，你開始提高對那些可能性的警覺，減少拒絕承認自己錯誤的次數，並承認自己到底真正想要些什麼。

自我催眠是以你的軀體各部位為聚點，透過某些方式，如想像、凝視和放鬆等轉移你的注意力，並達到全神貫注和平息內心雜念的目的。這就如同大人們用嘎嘎作響的玩具去分散一個正在哭鬧的嬰兒的注意力。一旦那個嬰兒把注意力轉移到玩具上，他不但停止了哭泣，還開始笑了。在你進入催眠狀態的精力高度集中的那一刻，你會感到世界正發生變化，日新月異，你的煩惱正在消失，你正敞開心扉迎接即將到來的新生活。

進行催眠的時候，人的左腦運轉逐漸變得緩慢，最後近似於停止，右腦的情感、潛意識和直覺等功能成為人的主要腦部活動。經常進行適當催眠，能夠使右腦變得更加活躍，各種功能得到活化加強。

這裡提供一套簡易的自我催眠術，該催眠術相對簡單，僅僅是對左腦進行輕度催

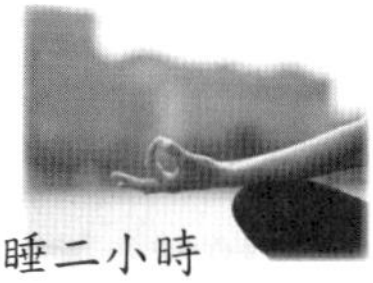

眠，以便其休整而不影響右腦的鍛鍊。

自我催眠三週速成：

(1) 第一週

睡前平躺在床上，深呼吸直到自己感到心安靜下來。

對自己說今天我做得很好，以後我會做得越來越好。

說的時候想像自己做得好的情景，每說一次，那個情景就進一步變得逼真，重複十次。

繼續深呼吸，想像自己變好的情景入睡。

(2) 第二週

保持上週的睡前自我催眠。

靠坐在有靠背的椅子上，平視前方，深呼吸。

緩慢地呼吸三次後，閉氣三秒鐘，閉上眼睛緩緩吐出氣體，感覺到身體在放鬆。

腦子裡盡可能什麼也不想，持續二～三分鐘。

彷彿眼前有個大螢幕，上面的數字逐漸從1變為25。

保持這種狀態直到自己希望醒來。

默數一、二、三，睜開眼睛，暗示自己感到頭腦清醒，全身充滿活力。

每天進行附加活動一、兩次。

(3) 第三週

保持第一週的睡前自我催眠。

找一張小卡片，把右腦開發的目的寫在上面，如增加記憶力、改善人際關係的控制能力等。

進行如第二週的坐式催眠，但將平視前方改為凝視這張小卡片。進入催眠狀態中，在心裡反覆念誦小卡片上的目的。

按照第二週的方式醒來。

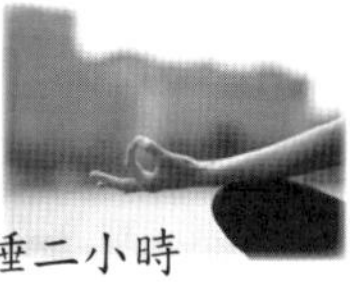

第四章——
冥想終極修習：放飛心靈

一、修煉心靈，找回自己的能量

一直以來，我們肉體所有的力量，都來自一股神秘的力量——心靈。

心靈也有力量嗎？是的。人和人的區別並非僅僅是素質不同、觀念不同和地位不同，其實根本不同的一點在於：心靈力量的不同。

心靈的力量可以將我們送上喜悅的高峰，也可以把我們送入沮喪的低谷。這種神奇的力量是可以創造的，也是可以破壞的；是可以溫柔的，也是可以霸道的。強大的力量在心靈深處孕育、成長，然後進入我們的生命之中。所以，如果我們疏遠心靈，那麼就得不到真正的力量；如果我們缺少心靈的力量，也就無法享受真正的心靈生活。

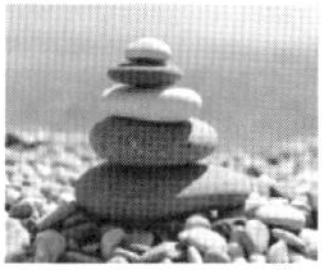

如果不去發掘心靈的力量，我們的生命將會變得蒼白無力。我們將無法享受情感的快樂，只能忍受情感的折磨。我們把思想和激情禁錮起來，不讓它們進入我們的生活，我們的生活必然缺少活力，甚至它們還會在我們的心中製造麻煩，讓我們心煩意亂。

心靈的力量是值得我們去追尋和完善的。在我們來到這個地球之初，能量早已存在。每個人的心靈能量也許是有著先天差別的。但如果你是個懂得心靈修煉的人，就可以透過修煉來找回自己的能量。

1. 要瞭解自己的心靈空間

很多時候，你需要給自己的生命留下一點空隙，就像兩車之間的安全距離，留一點緩衝的餘地，可以隨時調整自己。心靈也一樣。

生活中發生的一切事情，都需要你傾注一定的時間和精力。它們既需要一個內在的，又需要一個外在的空間。內在的空間就是我們心靈的空間。我們每一個人都需要在內心為你所渴望的人或事真正留出一個位置。這是一種當新事物來臨時，你願意做出改變的感覺。你願意為它留出空間，這是一個邀約，邀請另一個人或者另一件事進入你的生活。從一個人是否願意留出內心空間，就能明顯地看出「他」是否真正想要

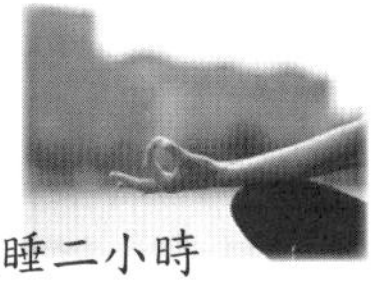

得到某種東西。

心靈，是一個人的靈魂，我們要在生活的過程中，不斷地讓自己吸收更多的知識豐富它、強大它，同時，我們還要懂得為它找到一片寧靜的空間，不然，它會慢慢被社會生活浸染，變得粗糙、浮躁起來。它會使你在生活的洪流中失去知覺而變得麻木，所以我們要瞭解心靈空間的本質，以便更好地保護它。

心靈空間是你內心中最神秘的地方，但是只要你願意去感受它，它就會更強烈地吸引你所渴望的一切。觀察一下，為什麼有人一直無法獲得他們所希望的事物呢？原因是，他們並非真的願意改變自己的生活。雖然他們害怕曾經的不愉快重新上演或者又出現新的摩擦，但卻並沒有真正下定決心去改變。如果想讓你所期待的重新向你走來，你就必須擺脫內心或外在的一些舊事物。

要想瞭解自己的心靈空間，你需要瞭解你的生活中到底有什麼。有人說，心靈空間的意義與自戀相關。如果你固守過往雲煙或沉湎於某種幻想抑或無關緊要的事情，那麼新的事物在你的心靈空間中就無法擁有一席之地。當你放棄了這種自戀，並且洞悉了心靈空間的本質後，你就很容易理解人與人之間的關係到底是怎麼一回事。你將很快意識到，這段關係的發展前景如何，哪些方面還會存在阻力。

心靈空間有著強大力量，如果你想借助於心靈空間的力量，你不必去主動創造它，因為你所運用的不過是一種早已存在的感覺，你只需將這種感覺的能量轉化為一種積極的力量。

事實上，心靈空間以及這種感覺早已是你身體的一部分。不論你願不願意，它都存在並發揮著作用。

生活中，我們的心靈空間很容易被阻塞，這讓你無法在心中騰出一些空間去容納那些我們所需要的資訊。當被一切現實瑣事弄得筋疲力盡時，我們又如何能歡暢地體驗那份來自心靈深處的呼吸呢？所以，我們需要舒緩我們被阻塞的心靈空間。

首先，我們需要一個相對寬鬆的氛圍。當我們被生活所累時，疲憊會佔據我們的心靈空間。人只有在相對輕鬆的氛圍中，才會走進瀰漫著優雅的旋律當中，才會駕著思緒的翅膀翱翔。

其次，快樂也是舒緩我們被阻塞的心靈空間的靈丹妙藥。快樂的情緒可以梳理我們煩亂的心靈世界。只要心中留一些空間，讓原有對人和事物的印象有個變通的餘地，你會發現，積壓在這些印象之下的原始靈性，竟會如此神奇地為你描繪出美麗而多變的世界。

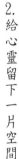

2.給心靈留下一片空間

人出生以後經歷的成長，不僅包含身體上的，還包含精神上的。身體的成長我們都能看得到。從稚嫩的孩童到朝氣的青年，再到強壯的中年。然而，身體的成長是受年輪的限制的，一個人不可能永遠處於身體成長的狀態。身體的成長力量是有限的，隨著時間的推移，你的身體必然會因時間的流逝而衰老，你的肌肉會慢慢萎縮，你的心跳會變慢，你的血管會硬化。這種成長必然會停滯，直到倒退。我們不得不承認，身體的衰老是一個不可逆的過程。而心靈的成長則不一樣，隨著時間的增加，一個人的精神力量有可能會越來越強大。

心靈的成長既包括對於自我的進一步瞭解，又包括對外部世界的更深入的領悟，是一個人的內心世界豐富和分化的過程。然而，並不是每個人都有幸進入心靈成長的狀態，心靈的成長並不是必然的，隨著年齡的增長，有些人的心靈不僅不會成長，反而出現倒退。這種現象是很正常的，如果我們不吸取新的經驗，努力完善自我，整天用消極的思維模式思考，從來沒有反思和批判，那麼這種僵化的方式必然會妨礙我們探索心靈的世界。

我們的精神必然也會隨著身體一起走向衰老。心靈的衰老必然會讓一個人變得越來越刻薄，越來越萎靡，越來越自戀，越來越失控，越來越悲觀，越來越退縮，越來越計較，他的心靈也會變得越來越僵化。

人生的意義離不開精神力量的增長。精神是不老的，因為精神的實質是對於人生意義的探討。精神成長的動力是一個人對待世界的好奇心，是對於自我不斷深入的認知和探究。有了這種探究，人的心靈才會越來越年輕，人格才會越來越有力量。可以這樣說，只有人的心靈具備了完成所有事物的能力，才能稱之為一個真正成熟而又有魅力的人。

只有對自己的心靈有清醒的認識、足夠的信心、堅定的信念，並不斷地給自己加油鼓勁，我們的潛能才會被喚醒，冥想才會發揮應有的作用。

要想獲得平和的心，有一個最重要的方法，那就是讓心靈留下一片空白。所謂空白，主要是指將憂慮、憎惡、不安、罪惡的情緒徹底消除掉。

事實上，刻意地使心靈空白的確能有效地為人們帶來心安的感受。當人們將壓抑在心頭的煩惱吐露一空，或拋到腦後時，往往能體驗到解脫的快感。能夠把心中的煩悶向知心朋友傾吐的人，通常都是能夠把握快樂的人。

僅使心靈空白還不夠，必須加進一些內容。因為人的心靈不能永遠呈現空白，而毫無內涵，否則，曾經丟棄的消極想法極有可能又重新竄入你的思想之中。我們必須在心靈呈現空白的同時，立即注入富含創造性、健康性的想法。如此一來，那些負面的想法將無法再對你造成任何影響。久而久之，那些重新注入腦中的新想法將在你的思想中生長，而且能擊退任何負面的想法。那時你的心靈將永遠享有平和。

使自己擁有平和心靈就要保持每日片刻的冥想。其大體的原則為，在每天二十四小時中，至少抽出十五分鐘作為個人沉默的時間。

在這段時間中，你不妨選擇一個安靜的地方，在那裡或坐、或臥，安靜地享受個人的冥想，既不與人交談，也不讀寫任何東西，盡量摒除思考，把心靈置於虛空的狀態中。有時難免會產生思緒擾亂的狀況，但只要你努力嘗試，終能使自己的心靈如同靜止的水面一般波紋不起。此時，緊接著要做的是「傾聽」。在冥想時聽到的聲音大多是和諧的、美麗的。這種情況正如湯瑪斯．克雷爾所言：「沉默是形成自然、偉大之事的要素。」

不過，別以為你就會這般懶散下去，無所事事的時刻一旦結束，你全身立刻會振奮起來，覺得自己可面對任何挑戰。前一刻的冥想，只不過是為了讓身體自然地調節它的節奏，生機一旦恢復，精神隨即重振。

就現代人而言，嚴重影響我們心靈平和的就是噪音問題。根據一項科學的試驗結果顯示，人們若長期處在有噪音的環境中，其工作和休息效率均將明顯降低。這是因為這些聲響會直接傳至人體的神經組織，而使肌肉細胞產生反應，這種反應經常會降低人們真正的休息程度。相反，冥想卻具有鎮靜情緒、健康身體的療效。事實上，從冥想之中所得到的休息，才可稱得上是完全的、真正的休息。

3.心靈空間需要釋放

每個人的心靈空間都具有強大的影響力和感染力。通常說某個人「個性很有魅力」，其實是指他沒有壓制自我的創造性並具有表現自己的勇氣。

被壓抑的個性，往往顯得木訥、畏縮。受壓制的個性約束真正的自我表現，使個體總有理由拒絕表現自己、害怕成為自己，把真正的自我緊鎖在內心深處，這樣必然會導致大量消耗自己的心靈能量，身體也終日處於疲憊不堪的狀態，思維更是幾乎陷於停頓境地。

壓抑的人很多：有羞怯的、靦腆的，有敵意的、過度罪惡感的、神經過敏的、脾氣暴躁的、無法與別人相處的等等。

如果你是一個容易害羞的人，陌生的環境讓你害怕、常覺得不適應、擔憂、焦慮和神經過敏，或者你有類似面部抽搐、不必要的眨眼、顫抖、難以入眠等「緊張症狀」，或者你是一個畏縮不前、甘居下游的人，那麼，說明你的心靈受到的壓抑太重，因為你過於謹慎和「考慮」得太多。

像這樣心靈被束縛的人很多，假如你是由於受壓抑而過得不幸和失敗，就必須有意識地練習解除抑制的方法，讓生活中的你不那麼拘謹、不那麼擔心、不那麼過於認真。學會在思考之前講話，戒除行動之前「過於仔細」的思考。

釋放自己的心靈，我們要如何做呢？

(1) 不要過於仔細地思考

不要事先考慮你「想要說些什麼」，張開嘴巴說出來就行。不要過多考慮明天的事，你可以在行動中改正你的行為。這個模式看來有些偏頗，但事實上它符合伺機而動的原則。一枚魚雷絕不事先「考慮好」它的方向是否錯誤，也不在事先試圖糾正錯誤，它必須首先行動——朝目標發動然後改正行進過程中可能產生的一切偏差。

(2) 養成大聲講話的習慣

大聲說話是一種自信心的表現。盡量提高你的音量，但不必對別人大聲喊叫或使用憤怒的聲調，只要有意識地使聲音比平時稍大就行。大聲談話也是解除壓抑的有效方法，使人能比在壓抑狀況下釋放更大的能量。科學家也認為，大聲叫喊能釋放壓抑——能激發全部潛力，包括那些受到阻礙和壓抑的潛力。

(3) 放棄虛偽，直接表露你的喜惡

受壓抑的個性既害怕表現壞的情感，也害怕表現好的情感。他不敢表示愛情，擔心別人說他自作多情；不敢表示友誼，怕被當作阿諛奉承；不敢稱讚某人，怕人家把這當作虛偽逢迎，或者懷疑他別有用心。正確的做法應當完全不考慮這些否定的回饋信號，你不妨每天至少誇獎三個人，如果喜歡某人做的事、穿的衣服或說的話，你就讓他知道。

(4) 用新的眼光重新審視自己

歷史上許多偉大的人物諸如佛蘭克林、貝多芬、達文西、愛因斯坦、伽利略、羅素、蕭伯納、邱吉爾等，他們都是敢於探索未知的先驅。其實他們在許多方面與普通人一樣平常，唯一的區別只不過是他們敢於走常人不敢走的路罷了。你只有敢於探索那些陌生的領域，才有可能體驗到人世間的種種樂趣。人們只有用新的眼光重新審視自己，才能打開心靈的窗戶，進行那些自己一向認為力所不能及的活動；不然的話，只會以同樣而固定的方式重複進行同樣的活動。

(5) 感受現在

放棄過去對你來說或許是個不錯的選擇，因為，你越是生活在過去的陰影下，過去便越會成為你的一種負擔，你就越會一次又一次地陷入過去的感覺中。你的心靈世界也會因此產生一種吸引力，吸引那些你過去喜歡的人。那麼你必將在未來中續寫你

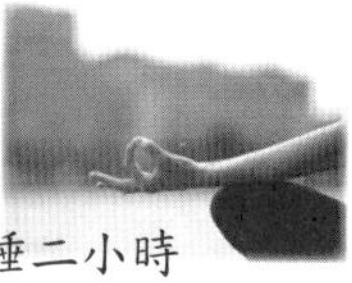

的過去，從而進入一種封閉循環的困境。在這種效應的影響下生活，你會感覺如同一隻在轉輪中的倉鼠。你可以奔跑，或快或慢，隨心所欲……但你始終仍待在同一個轉輪中，無法擺脫。

現在，有一種方法可以讓你擺脫這種束縛，創造一個真正嶄新的未來。這個未來不再是你過去的延續，也擺脫了從前傷痛的包袱。

這種方法就是——感受現在。讓你的決定、你的行動都從現實出發。你所需要做的僅僅是相信你的人生道路還有其他選擇的可能，不要總是求教於你的過去。只要你將一個此刻還較少運用的方法引入你的生活，就能獲得這一切。

現實的力量是偉大的，它會引導心靈世界產生一種強有力的力量，活在當下這一刻是聰明的你應該做的。

4.保持心靈寧靜與和諧

外在的事物是不會使我們變壞的，你可能會說有金錢、名利的誘惑，其實真正使你變壞的不是這些誘惑，而是你內心沒有抵擋住這些誘惑。所以，能使我們改變的只有我們的內心。而當我們想要找一處安靜的地方退隱的時候，最佳的選擇是退隱到自己的內心當中去。因為只有自己的內心才是世界上最安靜、最沒有煩惱的地方。

確實，真正的寧靜其實是來自我們的內心。記得有人說過：人生最痛苦的事情，不一定是沒有錢，甚至也不一定是沒有健康，而是身心無所安置。心靈無處安頓確實是一件很痛苦的事情。在當今這個時代，心靈無處安放的表現就是浮躁。

很多事例證明，「浮躁」已經成為近年來社會上流行的一種頑症。浮躁最大的危害就是會使我們心不在焉，坐臥不安；使得我們沒有耐心做完一件事情，使得我們朝三暮四，淺嘗輒止；使得我們自尋煩惱，喜怒無常；使得我們患得患失，焦慮不安；使得我們耐不住寂寞，稍有不如意就輕易放棄；使得我們斤斤計較，身心疲憊；使得我們急於求成……總之，浮躁就像夢魘一樣時時糾纏著我們，影響著我們，成為我們走向成功、走向幸福、走向快樂的最大敵人。

一般浮躁的人的表現就是喜歡抱怨：抱怨上司、抱怨同事、抱怨工作、抱怨環境，有的甚至發展到了滿腹牢騷、喋喋不休的程度，好像這個世界誰都欠他的。於是他們總是覺得自己懷才不遇，而別人總是庸俗低劣，生活醜陋不堪。但是不要忘了，抱怨雖然可以換來別人一時的同情，但問題並不會因為這些抱怨而解決，怨氣沖天不僅無濟於事，還會招來別人的反感和厭惡，而且抱怨還會使自己淪為情緒的奴隸，遮住了人生燦爛的陽光，阻斷了事業前進的道路。

偉大的思想家塞斯曾經說過：我們曾經結識過許多人，他們因為暴躁激烈的性格

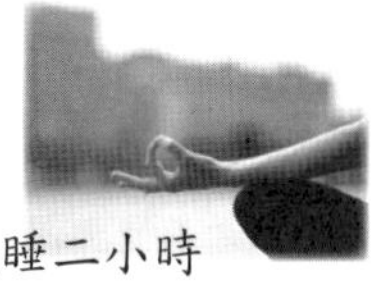

而使自己的生活變得痛苦不堪，他們毀滅了一切真與美的事物，同時也葬送了自己平穩安靜的性格，並將骯髒心靈的瘟疫向四方傳播。

所以很多人總感覺是在重複單調、無聊、困乏的生活—工作、工作—生活的機械般循環。但是，如果你在污濁塵俗、喧囂嘈雜之中，守住自己寧靜的心靈，把平凡的、簡單的工作看作是偉大的事業，全心地投入到事業之中，你就會發現寧靜可致遠。

英國人狄斯累利說：境遇不造人，是人造境遇。生活只有在平淡無奇的人看來才是空虛而平淡無奇的。

一個人的處境是苦是樂，主觀因素有著重要作用。有人安於某種生活，有人不能，不能的只好努力另找出路。但你無法斷言哪裡才是成功的，也無法肯定當自己到達了某一點之後，會不會快樂。有些人永遠不會感到滿足，他的快樂是建立在不斷地追求與爭取的過程之中，因此他的目標不斷地向遠處推移。這種人的快樂可能少，但成就可能大。

苦樂全憑自己判斷，這和客觀環境並不一定有直接關係。正如一個不愛珠寶的女人，即使置身在極其重視虛榮的環境，也無傷她的自尊；擁有萬卷書的窮書生，並不想和百萬富翁交換鑽石或股票；滿足於田園生活的人，也並不豔羨任何學者的榮譽頭銜，或高官厚祿。

你的愛好就是你的方向，你的興趣就是你的資本，你的性情就是你的命運。各人有各人理想的樂園，有自己所樂於安享的世界。

雨果曾經說過：「比海洋更廣闊的是天空，比天空更廣闊的是心靈。」人心浩瀚，可以容納許多東西，但如果我們的心靈總被自私、貪婪、卑鄙、懶惰所籠罩，那麼不論我們是富甲天下還是位極至尊，也不能求得快樂。但如果我們的心靈能不斷得到堅韌、頑強、刻苦、質樸之泉的灌溉，那麼不論我們是一貧如洗還是地位低下，都可以求得快樂。

在人生的道路上，逆境總是多於順境，苦難總是多於快樂。也許二十個逆境能換來一次順境，也許二十次苦難能帶來一次快樂。走過曲折，走過坎坷，不知不覺中發現自己其實已經變得強壯和勇猛，所以逆境是勇者的天堂。

生活中的一大要務，就是保持心靈寧靜與和諧，這樣你的生活才能得到安寧，理想的人生才有依據。千萬別讓那些胡思亂想的雜草長滿你的心田。杜絕一切煩惱的根源，逃脫出為自己製造的樊籠，過樸實而有規律的生活，你就可以避免人生的許多失

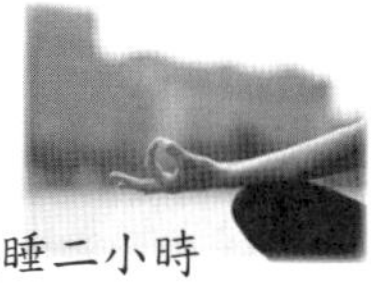

望。培養正當的生活興趣，多多接觸這個世界的美麗事物，才能建立美好的家園。

5.消除自身的煩惱

每個人都曾有過煩惱或正在經歷煩惱，事實上，這些煩惱都是我們自找的。一個浮躁的人往往樂於自尋煩惱。你可以尋找甜蜜的愛情，你可以尋找美好的生活，但你絕不可以自尋煩惱。

每個人都有七情六欲，煩惱也是人之常情，是避免不了的。但是，由於每個人對待煩惱的態度不同，所以煩惱對人的影響也不同。通常人們所說的樂天派與多愁善感型就是明顯的區別。樂天派的人一般很少自找煩惱，而且善於淡化煩惱，所以活得輕鬆，活得瀟灑；而多愁善感的人喜歡自找煩惱，一旦有了煩惱，憂愁萬千，牽腸掛肚，離不開，扔不掉，活得有些窩囊。

其實，人生的大多數煩惱都是自找的，本來就沒有煩惱，或者說原本就不是煩惱。如果因為自己不順心而煩惱，那是不明智的做法，也是對自己不負責任的做法。面對這種情況要冷靜地多問、多思自己煩惱的原因到底在哪裡，怎樣才能使自己快樂起來。留心四周，你隨時都可以發現正在「發怒」的人。商店裡，顧客正在和營業員吵架；計程車上，司機正因交通堵塞而滿臉怒色……此種情形，舉不勝舉。

那麼你呢？是否動輒勃然大怒？是否讓發怒成為你生活中的一部分？你是否知道，這種情緒根本無濟於事？煩惱雖然是一種情緒，卻具有強大的破壞力，一旦沾染上它，壓力也就悄然而至。它會像指揮木偶一樣指揮著你，使你生活在痛苦之中。

人在煩惱時，可使意志變得薄弱，判斷力、理解力降低，甚至導致理智和自制力喪失，造成正常行為的瓦解。煩惱不僅使我們的心靈飽受煎熬，同時它還會摧毀我們的肌體。

其實，煩惱都是自找的，明確了自己的定位，就完全可以消除自身的煩惱。

有一位年輕人去找心理學教授，他對大學畢業之後何去何從感到徬徨，他向教授傾訴諸多煩惱：沒有考上研究生，不知道自己未來的前途；女朋友將去一個人才雲集的大公司，很可能會移情別戀……

教授讓他把煩惱一個個寫在紙上，判斷其是否真實，一併將結果也記在旁邊。

經過實際分析，年輕人發現其實自己真正的困擾很少。他看看自己那張困擾記錄，不禁說：「無病呻吟！」教授注視著這一切，對他微微點頭，說：「你知道章魚吧？」年輕人茫然地點點頭。

「有一隻章魚，在大海中，本來可以自由自在地遊動，尋找食物，欣賞海底世界的景致，享受生命的豐富情趣。它卻找了個珊瑚礁，然後動彈不得，吶喊著說自己陷

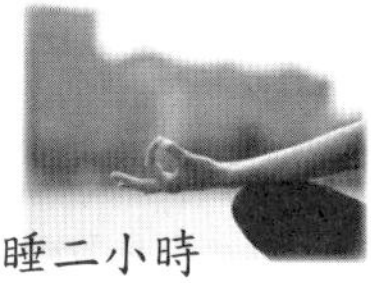

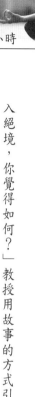

入絕境，你覺得如何？」教授用故事的方式引導他思考。他沉默了一下說：「您是說我像那隻章魚？」年輕人自己接著說，「真的很像。」

於是，教授提醒他：「當你陷入煩惱的習慣性反應時，記住你就好比那隻章魚。要鬆開你的八隻手，讓它們自由遊動。困住章魚的是自己的手臂，而不是珊瑚礁的枝杈。」

在生活中，煩惱都是自找的。它猶如一顆「毒瘤」，能在人的心裡紮根。如果你不擺脫它，就會受它擺佈。

一個人被煩惱纏身，於是四處尋找解脫煩惱的秘訣。

有一天，他來到一個山腳下，看見在一片綠草叢中，有一位牧童騎在牛背上，吹著悠揚的橫笛，逍遙自在。他走上前去問道：「你看起來很快活，能教給我解脫煩惱的方法嗎？」

牧童說：「騎在牛背上，笛子一吹，什麼煩惱也沒有了。」

他試了試，卻無濟於事。於是，又開始繼續尋找。

不久，他來到一個山洞裡，看見有一個老人獨坐在洞中，面帶滿足的微笑。

他深深鞠了一躬，向老人說明來意。老人問道：「這麼說你是來尋求解脫的？」

他說：「是的！懇請不吝賜教。」

老人笑著問：「有誰捆住你了嗎？」

「沒有。」

「既然沒有人捆住你，何談解脫呢？」

他驀然醒悟。

在生活中，我們的許多煩惱都是自找的。快樂就蘊藏在我們的心裡，何苦去外求呢？

一個人得了難治之症，終日為疾病所苦。為了能早日痊癒，他看過了不少醫生，都不見效果。他又聽人說遠處有一個小鎮，鎮上有一種包治百病的水，於是就急急忙忙趕過去，跳到水裡去洗澡。但洗過澡後，他的病不但沒好，反而加重了。這使他更加困苦不堪。

有一天晚上，他夢見一個精靈向他走來，很關切地詢問他：「所有的方法你都試過了嗎？」

他答道：「試過了。」

「不，」精靈搖頭說，「過來，我帶你去洗一種你從來沒有洗過的澡。」

精靈將這個人帶到一個清澈的水池邊對他說：「進水裡泡一泡，你很快就會康復。」說完，就不見了。

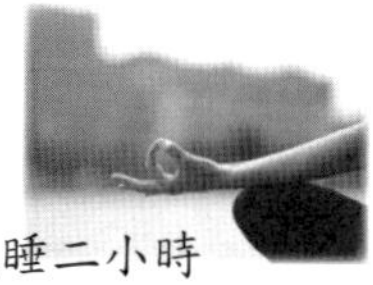

病人跳進了水池，泡在水中。等他從水中出來時，所有的病痛竟然真的消失了。他欣喜若狂，猛地一抬頭，發現水池旁的牆上寫著「拋棄」兩個字。

這時他也醒了，夢中的情景讓他猛然醒悟：原來自己一直以來任意放縱，受害已深。於是他就此發誓，要戒除一切惡習。他履行自己的誓言，先是苦惱從他的心中消失，沒過多久，他的身體也康復了。

如果你老是處於怒火中燒、憂心如焚、嫉賢妒能、貪得無厭等這些不健康的心態，卻渴望擁有一個健康的身體，那無異於在建一座空中樓閣。因為你無意中已經把疾病的種子埋在了你的心中。

放下煩惱，你就不難驅除疾病與疲勞；相反，任由消極的心態與你為伴，即使惡疾纏身，也沒有理由抱怨。

6.忘懷有道，使身心保持平衡

每個人本來都具有充沛的精神活力，但因為某些心理壓力，如緊張、失敗、挫折等，漸漸形成情緒問題。有時反應暴躁，有時反應冷淡，導致心灰意懶，半途而廢。為了培養積極的生活態度，一定要學習忘懷之道。

忘懷之道，可以使我們真正放下心中的煩惱和不平衡的情緒，讓我們在失意之餘，有機會喘一口氣，恢復體力。腦子的作用，不只是幫助我們記憶，更是幫助我們忘懷。應時時刻刻排解多愁善感的情緒，把惱人的往事放在一邊，不要讓自己被種種紛擾所困，而要讓愉快的心情時時陪伴自己。只有這樣，我們才有良好的精神和體力去生活、去工作。

樂於忘懷是一種心理平衡。有一句話說：「生氣是拿別人的錯誤懲罰自己。」老是念念不忘別人的壞處，實際上深受其害的是自己的心靈，搞得自己狼狽不堪不值得。樂於忘懷是成功人士的一大特徵，既往不咎的人，才能甩掉沉重的包袱，大踏步地前進。

從心理學角度看，無論你惦記的是快樂的往事還是悲愁憎恨，長期生活在過去的記憶裡，就會與現實生活脫節，會嚴重威脅心理健康和心智的發展。

忘懷，是忙碌的樹蔭。它讓我們在燥熱疲倦時，有機會休息，使體力恢復過來。然而，怎樣才能做到忘懷呢？只有一個方法：放下。

哲學家康德是一位懂得忘懷之道的人，有一天他發現他最信任的僕人蘭佩，一直在有計劃地偷盜他的財物時，便把他辭退了。但康德又十分懷念他，於是，他在日記上寫下悲傷的一行文字：「記住要忘掉蘭佩。」

真正說來，一個人並不能那麼容易忘掉傷心的往事。不過，當它浮現出來時，我們必須懂得如何使自己不陷於悲不自勝的情緒，必須提防自己再度陷入憤恨、恐懼和無助的哀愁裡。這時，最好的方法就是扭頭去專心工作，計畫未來，或者去運動、旅行。

學習忘懷之道，把許多憤恨的往事放下，日子久了，激動情緒就會越來越少，心靈和精神的活力就會得以再生，恢復原有的喜悅和自在。

有時候，我們的悲傷和內疚是因為自己做錯事引起的，這時可以用補償的方法來幫助忘懷。例如用誠懇的道歉，或者用其他方法補救，使自己身心保持平衡。

「記住該記住的，忘記該忘記的。改變不能接受的，接受不能改變的」，這是一句很有哲理的話。可什麼是該記住的，什麼又是該忘記的呢？

這是阿拉伯一個名叫阿里的作家，與他的兩位朋友吉伯、馬沙共同旅行時發生的故事。三人經過一處山谷時，馬沙不小心，失足滑落下去。幸虧吉伯拼命拉他，才將他救起。馬沙於是在附近的大石頭上刻下了：「某年某月某日，吉伯救了馬沙一命。」三人繼續走了幾天，來到一條小河邊，吉伯跟馬沙為了一件小事吵起來。吉伯一氣之下打了馬沙一耳光。馬沙跑到沙灘上寫下：「某年某月某日，吉伯打了馬沙一耳光。」當他們旅行回來後，阿里好奇地問馬沙：「為什麼要把吉伯救你的事刻在石頭上，而將吉伯打你的事寫在沙子上？」馬沙回答：「我永遠都感激吉伯救我。而對於他打我侵犯我的事，將會隨著沙子對字跡的掩埋而忘記和結束。」

記住別人對我們的幫助、支持和恩惠，洗去我們對別人的怨恨、不滿和挑剔吧！這樣在人生的旅程中才能更自由、幸福和快樂。

人們往往能夠把別人的恩惠和支持銘記一輩子，卻不能及時忘記對別人的怨恨，前者是該記住的，而後者是該忘記和釋懷的。

要擁有智慧的人生，就要忘記一切；以求難得的輕鬆自由；銘記一切不可忘記的，以獲取同樣難得的飽滿與充實。

上帝耶和華造了兩個人，讓他們到人間去體驗生活。兩人中一人叫「忘記」，另一人喚作「銘記」。「忘記」是一個快活的小夥子，他對人間的萬物產生了濃厚的興趣，整天高興不已。「銘記」則是一名中年漢子，他到人間之後，將所經之事一一銘記在心。

當二人被重新召回之時，上帝詢問此行人間的感受。「忘記」一臉快樂地搶先說著：「人間實在是太有趣了！」問及趣在何處，「忘記」卻一臉迷茫，不知所措。問到「銘記」時，他說：「做人太累！」也難怪，「銘記」在人間從頭至尾都在銘記，以致背上了沉重的思想包袱，豈能不累？上帝聽了兩人在人間的境遇，先是哈哈大笑，後來卻頗有所悟地說道：「看來，對待萬事萬物都不能太偏激。」

人生處世，忘記是寶，銘記是福。做人一味忘記，人生固然輕鬆，但空虛乏味，無真正快樂可言；然而一味銘記，又必然為思想壓力所累，亦無快樂可言。所以，真正快樂的人生應是忘記與銘記並重的人生！

二、用冥想調節我們的身心

那麼是否存在科學的、簡單的、效果明顯的壓力緩解方式呢？

答案是：存在，並且很多。例如健身、散步、瑜伽、戶外旅遊等，都是不錯的選擇。

不過，最好的方法就是冥想。因為冥想是最方便、最容易操作的方式。

無論對場地、環境還是設施的要求，冥想都是最簡單的。簡單到只需要一把椅子、一塊墊子，甚至這些都可以不需要，如果你掌握了訣竅，隨時隨地都可以進行，而且時間完全自主，長短隨意。冥想非常抽象，抽象到只需要關注你自己的呼吸，你就可以進入你內心那豐富多彩的世界。

冥想是我們自身全身心的內在調節過程，從生理上講，它使我們的體溫、血壓降低，身體的節律放慢，從而使我們可以獲得休息，聚集能量，並且修復受損的運動部位及內臟器官等。從心理上講，冥想使我們暫時與壓迫我們的困難和挫折分離，使我們有機會以新的態度和眼光來看待它，也使我們有機會走入我們自己的內心深處，去發掘我們自己的潛力。

壓力所帶給我們的，是痛苦的感受，還往往伴隨著負面情緒。冥想所改善的，不僅是我們的理智與判斷，更重要的是調節我們的不良情緒，減輕和消除痛苦的感受。

1. 學會釋放自己心中的壓力

現代社會，給我們帶來的不僅是高科技和物質享受，我們的心靈也在遭受著塵埃的污染。壓力、疲憊、煩惱、抱怨、憤怒、嫉妒……這一切的塵埃讓我們心靈的綠洲變得不再純淨，讓我們生命離快樂和自由越來越遠。生命是一場旅行，在旅行中，我們的心靈不可避免地會染上塵埃。只要我們在心靈中封沙育林，在溫泉中洗去塵埃，我們就能夠讓心靈成為沒有塵埃的綠洲。

愛默生說：「我們不會去計算一個人的年齡，除非他沒有任何值得我們注意的地方，歲月不能讓我們變老，是我們的生活方式，是我們自己讓我們變老。」現代社會競爭激烈，節奏加快，壓力也隨之增加，而過大的壓力如果長時間得不到釋放，將會嚴重影響到我們的身心健康。

在現代社會中，所有人都覺得自己的壓力很大，感情的壓力、學業的壓力、工作的壓力，男人有男人的壓力，女人有女人的壓力，什麼樣的人都覺得自己有壓力。辯證法認為，壓力在一定的條件下可以轉化為動力，但這種轉化是有度的，如果壓力過大超過了一定的承受度，且長時間得不到釋放，人的心理上就會感到疲憊，人的精神上就會覺得抑鬱，人的情緒上就會變得緊張。久而久之，這種不良反應勢必會影響到工作和生活，還會危害到身心的健康。

有一位希伯來商人讓他的駱駝馱了很重的貨物，他還向他的同伴炫耀道：「你看我的駱駝多能幹啊！」這位同伴說道：「你的駱駝確實很能幹，但是它已經到極限了，如果再加一根稻草都會將它壓垮的！」這位希伯來商人不以為然，他的同伴就拿了一根稻草，輕輕地放在駱駝的背上，不出這位同伴所料，這匹筋疲力盡的駱駝轟然倒下了。

事實上，事情變化最可怕的不是越積越多的稻草，而是在不知不覺之中，很多事情或現象因為細小而得不到應有的重視，當人們驀然警覺時，許多結果已不能改變。

根據自然界的設計，我們的身體，就是為了應付突發危險以便做出迅速反應的。當外界對身體有所要求或身體感受到威脅時，它就會產生一種迎戰或逃避的反應。這種反應對史前的人類相當有用，因為當他們身體上遇到威脅時，例如和老虎不期而遇，他們就必須逃避，不然就要和它格鬥。今天當你必須打電話給一位不滿意的顧客時，你的身體也是有同樣的「迎戰或逃避」反應，不幸的是，這卻不是一個你能去打鬥或逃避的情況。你必須順應情勢，但是你的身體並不知道這一點，所以它依然產生「迎戰或逃避」的反應。

一旦身體感受到威脅，全身的警報就發動起來了。於是心跳加快，四肢血液全部集中到肌肉中。此外，瞳孔也會擴大，下巴咬緊，而腎上腺素、血糖和脂肪全都進入血液中。呼吸也由緩慢而深沉的橫膈膜呼吸變成淺淺的胸部呼吸。在人類生命受到威脅的情況下，這些機制的效果良好，但當一個人需要回覆顧客電話時，這種「迎戰或逃避」反應的發動就會消耗不必要的體力。

據調查，有百分之五的疾病，是由未加管理的壓力所造成或是使之惡化的。當你處在壓力當中，免疫系統就會受到抑制，因而就會增加疾病對你的侵害。

生理方面對壓力的立即反應，包括心跳、出汗及呼吸的加速、肌肉的緊張，以及口乾舌燥等等。

心理的苦悶，帶來生理的變化，其中包括了血壓升高，血脂肪、血糖和膽固醇升高，免疫系統功能降低，導致感染病毒、感冒等的機率增加，發生血管堵塞的可能性增大。

人體對壓力長期的反應，會帶來和壓力有關的健康問題，例如背痛、長疹子、腹脹、失眠、胃潰瘍、心臟病、高血壓以及慢性疲勞等等。

壓力和伴隨而來的負面情緒，譬如焦慮、沮喪等，我們通常稱之為「心情感冒」。現代人當中，許多人經常抱怨起床的時候感覺很疲倦，無精打采，心情不好，或者精神恍惚。

美國一項重要的研究結果顯示，男性和女性對壓力的反應大異其趣。男性多以生理疾病的形式表現，譬如心肌病和潰瘍，而女性卻多是表現在情緒上，譬如焦慮、沮喪等。不過，男人和女人對壓力負荷過重的發洩倒是頗為相似，通常都以工作過量或尋求快速消愁的方式，像喝酒或服鎮靜劑等。

壓力和疼痛一樣，是身體一種自然的反應，使我們意識到生活中有些地方出問題了。就像汽車儀錶板上閃動的紅燈，目的就是警告我們，汽車有個地方出狀況了。

忽視這種自然的警訊，無疑是喪失了壓力本來的功用，只會導致反效果。長期承受壓力，會導致嚴重的健康問題，甚至會導致精神崩潰。日常生活中的小問題所造成的不良影響會不斷累積，比如做人比做事重要的辦公室文化、每天的交通混亂、忙亂的行程等所造成的不良影響，都會不斷累積，對我們的神經系統造成嚴重影響。

壓力會越積越多，如果這一過程被粗心者所忽視，那麼你換來的可能是重壓下無法修復的創傷。**在這個世界上，並不是最富有的人就最幸福，而是最會懂得享受生活的人，懂得釋放壓力、製造快樂的人，才是世上最幸福的人。**

在這個經濟發展飛速、競爭日益激烈的時代，能夠憑藉自己的能力在這個社會上生存是首要的條件，而讓自己保持一個良好的心態、健康的體魄才是最重要的。一個真正想要成功的人，一定先要從自愛開始。一個在事業上剛剛起步就被壓力所壓垮的人，一個不懂得釋放壓力的人，是永遠不會實現心中成功的願望的。我們應當讓自己活得灑脫一點，讓生活的節奏平衡一點，讓自己鬆弛一點。**每個人都應該學會釋放自己心中的壓力，在為生活奔波停下來的時候，讓自己放鬆一下，閒庭漫步，品一杯好茶，看一本好書，聽一段喜歡的音樂。偶爾和家人或是邀上幾個好友到郊外或更遠的地方去賞遊，與太陽、草坪和新鮮空氣親近。**

2.不要陷入忙碌的陷阱中

絕大多數人都能意識到在感受到壓力時，會有情感上的變化和心理上受到的衝擊，但他們往往沒有意識到經常在這種壓力下所產生的長期的、慢慢積累起來的不良後果。

當你的身體每次產生壓力反應時，它會對你全身的系統施加緊張感，並導致身體

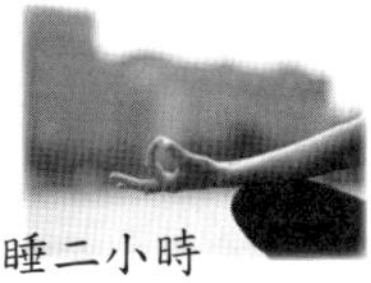

與精神上的損耗。如果你總是處在壓力的狀態下，這種經常性的損耗將使你筋疲力盡，並使你在身體上、精神上垮下來。就像不停地高速駕駛一輛賽車，你也許可以堅持開一段時間，但到了某一點上，你要麼會用完汽油，要麼其中一個內部系統會崩潰。

以下的五個壓力階段告訴我們，當壓力越來越多，在長時期內未受抑制地繼續上升時，將會出現什麼情況。

①促進。最初的充滿能量反應使你進入準備行動狀態。你會很興奮，你的肌肉充滿了能量，你的知覺很敏銳。所有的系統都開始運轉。

②頂峰運作。你接通所有的能量。你把注意力集中於你的目標並努力實現它們。你情緒高漲，非常積極、熱情。

③消耗。假如你繼續高速運轉，你的思維會變得飄忽不定，你的肌肉會緊縮，而且你會全身感到緊張。你已經累了，你的交流能力和能量補充能力開始下降，疾病可能就此乘虛而入。

④衰弱。假如你經常在壓力下持續工作，沒有恢復的時間，你的身體與精神狀態會不斷地惡化。你的判斷力可能會受到損害，胃病和腸道病會變得更加嚴重。你會變得依賴藥物並經常有不恰當的行為，也可能會出現長期的慢性疲勞。

⑤**筋疲力盡。你的能量儲備傾向於耗盡。你在身體上和精神上感到非常疲倦，幻想開始破滅，過低估計自己，可能會出現精神崩潰。經常會有嚴重的壓抑情緒。**

正如你所看到的那樣，長期的壓力是非常危險的，絕不能輕視。長期的壓力會導致嚴重的疾病、無效率和死亡。但不幸的是，在今天的商業世界和社會實踐中，似乎總會出現「長期的經常性壓力」。如果你缺乏良好的控制壓力的技巧，就很容易出現惡性循環的不良反應。這也許是致命的！因此，在對付不斷出現的壓力和問題時，控制自己的另一個關鍵在於，能夠認識到自己的方法並不奏效並採取行動改變這一方法。

二〇一〇年曾有一項研究結果證實，那些榮獲過奧斯卡金獎的劇作家的壽命較演員要短。研究人員告誡那些爭強好勝者：固然爭強好勝是一種積極的生活態度，但在實現自己奮鬥目標的過程中，應多考慮自己的健康需求和體能極限。保持良好的身體狀況實際上能幫助自己實現理想，而不顧身體的極限，盲目「超人」般地工作，到頭來只能以健康甚至生命的代價換取已沒有太大意義的榮譽和財富。

有個小偷趁主人不在家，翻窗進來，沒想到主人突然回來了，小偷就躲在床底下，想等主人走了之後再偷，沒想到因為他連續「工作」太長，太疲憊，竟然睡著了。警察把小偷帶回派出所。可能是警察也超負荷工作了，開車時哈欠連天。小偷急

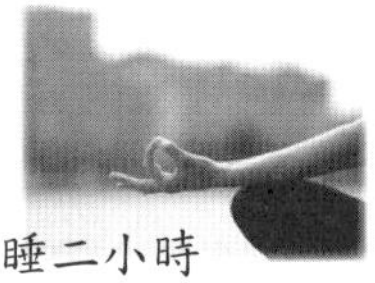

了：「別這樣啊，我都知道疲勞對工作不利，你看不就出事了嗎？你們是否知道疲勞駕車有危險呢？」這小偷還挺會從經驗中吸取教訓的。

確實，長期通宵達旦地工作，會使體內產生許多毒素，而且有些毒素會隨著血液進入大腦，能迅速引起中樞系統的「中毒」症狀。疲勞，是一種信號，它提醒你，你的機體已經超過正常負荷，出現疲勞感就應該進行調整和休息，要勞逸適中，張弛有度。如果長期處於疲勞狀態，不僅降低工作效率，還會誘發疾病。過度疲勞與過勞死有相關性但不是直接原因，過勞死往往有一些較嚴重的基礎病因，但過度疲勞可以使這些病因加重或是導致發病，造成不良後果。所以避免過度疲勞可以預防和減少由此導致的嚴重後果。

雖然為完成工作有時必須「過勞」，但不要把它弄成在服「苦役」，而是盡量獲得投入的快樂享受。

在緊張忙碌的生活中，每個人都有身心疲憊的時候。適當的時候，我們應該讓自己的心靈稍作放鬆，應該讓自己喘一口氣。騰出時間給心靈鬆綁，少一些急於求成，少一些追名逐利，不要等到自己筋疲力盡的時候，無助地將自己的生命一頭栽進無底的深淵。

哲人休謨（休謨活動在十八世紀中葉英國社會政治動盪的時期）曾告訴我們：

「如果善於處理，一個人的時間即是他的一塊良田，數畝之地所出產的對生命有益的東西，較諸滿布荒草荊棘的無垠曠野為多。」

有這樣一個故事：一天晚上，一位著名的物理學家，走進他的實驗室，看見一個研究生仍辛勤地在實驗台前工作。

物理學家關心地問道：「這麼晚了，你在做什麼？」

學生答：「我在工作。」

「那你白天做什麼？」

「我也在工作。」

「那麼你整天都在工作嗎？」

「是的，教授。」學生帶著謙恭的表情承認了，並期待著這位著名學者的贊許。

物理學家稍稍想了一下，隨即問道：「可是，這樣一來，我很好奇，你用什麼時間來思考呢？」

你什麼時候在思考？不要讓自己陷入忙碌的陷阱中。忙碌有時是死神的一個伎倆，讓你在無盡的忙亂中耗去寶貴的生命，混淆了人生的方向。

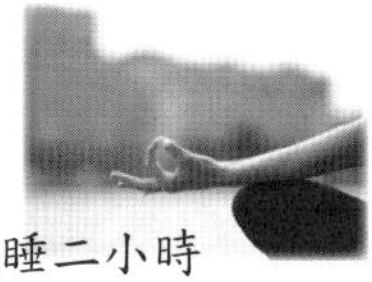

3.透過放鬆技巧來克服壓力

很多人有著一份薪水不菲的工作，有著一個幸福美滿的家庭，卻在很多時候，感到不幸福。這是為什麼呢？其實這樣導致這種結果的原因很簡單，就是對生活太苛刻了。

生活，這並不是個多麼高深的字眼，我們每天都要面對的就是生活。這就要看我們是以怎麼樣的態度來面對生活了。因為生活對每個人而言都是平等的，我們不要苛求生活能給我們以特殊的照顧。同時，逃避生活也並不能幸福，只會感到空虛和悲哀。我們不能逃避生活，也逃避不了生活賦予我們的一切，無論是幸還是不幸。所以，只要釋放心靈的壓力，我們就會感覺到快樂。

盡管生活對有些人來說是苛刻的，比如海倫·凱勒、史蒂芬·霍金。他們非常不幸，但他們沒有對生活放棄希望，而是積極快樂地生活著，他們甚至比我們這些身體健康的活得更加精彩，更加充實。

看到這裡，我們有什麼理由感歎生活的不公呢？他們比我們不幸，他們能做到，為什麼我們就做不到呢？說到底，根本的原因就是我們對生活要求太苛刻了。

對生活要求苛刻，不僅自己不會感到幸福，同時也會無所事事，只會唉聲歎氣。

要知道，生活對每一個人都是公平的，特別是對那些遭遇不幸的人來說。要時常想到，比自己不幸的有的是，不幸的並不是自己，要在不幸的環境中，找到自我，去堅強生活。

也許現在你的處境沒有別人好，也許你的遭遇很糟糕，但是，不管透過什麼方式，只要能開心地過每一天，你的生活就是有意義的。

如果我們把不幸看作是生活對自己的考驗，那麼我們就不會感覺到生活對我們有什麼苛刻了。如果我們不對生活要求苛刻，那麼我們就會讓自己幸福。

在家和家人聊聊天，享受家庭的溫暖；上班時開心努力地工作，享受工作帶給我們的樂趣；下班後逛逛街，和朋友小聚一下，開開玩笑，聊聊天，這是何等的愜意生活啊！

生活賦予我們什麼樣的生活環境，我們都要去適應它，不能對生活要求得苛刻了。一味地對生活要求苛刻，不但於事無補，反而會讓自己陷入更加不幸的地步，得不償失。

對生活苛刻就是一個不幸的根源。它會讓我們內心產生壓力，這樣做什麼事情都會感覺有缺陷。我們應該對生活心存感激，用心靈去釋放壓力，這樣才能感覺幸福。

下面為大家介紹幾種舒緩壓力的方法：

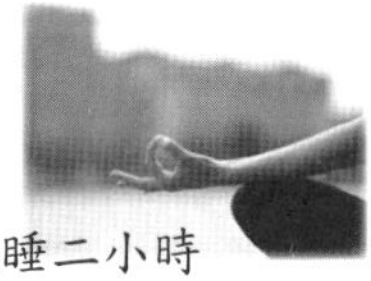

①運用言語和想像放鬆。這是類似輕度自我催眠的放鬆法，在安靜獨處的時候，對自己說「藍天白雲下，我坐在平坦如茵的草地上」「我舒適地泡在浴缸裡，聽著優美的輕音樂」，在短時間內放鬆、休息，恢復精力，讓自己得到精神小憩，你會覺得安詳、寧靜與平和。

②分解法。請你把生活中的壓力羅列出來，一、二、三、四……你一旦寫出來以後，就會驚人地發現，「各個擊破」這些所謂的壓力就沒那麼難了。

③想哭就哭，哭能緩解壓力。

④一讀解千愁。讀書可以使一個人在潛移默化中逐漸變得心胸開闊，氣量豁達，不懼壓力。

⑤擁抱大樹。在澳洲的一些公園裡，每天早晨會有許多人擁抱大樹。據稱，擁抱大樹可以釋放體內的快樂激素，令人神清氣爽。

⑥運動消氣。法國出現了一種新興的行業：運動消氣中心。有專業教練指導人們如何大喊大叫，透過扭毛巾、打枕頭、捶沙發來「減壓消氣」。

⑦看恐怖片。英國有專家建議，人們感到工作有壓力，是源於他們對工作的責任感。此時他們需要的是鼓勵，是打起精神。所以與其透過放鬆技巧來克服壓力，倒不如激勵自己去面對壓力，例如去看一場恐怖片。

4.減緩步伐，學會慢生活

浩瀚無垠的大西洋海面上空，出現了一個龐大的鳥群。數以萬計的海鳥在天空中久久地盤旋，並不斷發出高亢的鳴叫。更為令人驚訝的是，許多鳥在耗盡了全部體力後，義無反顧地投入茫茫大海，海面上不斷激起陣陣水花……

世界著名航海家湯瑪斯·庫克船長曾經在他的日記裡記下了上述奇遇。這件事一直令他百思不得其解。事實上，庫克船長並非是這一悲壯場面的唯一見證者。在他之前，很多經常在那個海域捕魚的漁民都曾被同樣的景象所震撼。

鳥類學家們對這種現象也無法做出解釋。在長期研究中他們發現，來自不同方向的候鳥，會在大西洋中的這一地點會合。但他們一直沒有弄清楚，那些鳥兒為何會一隻接一隻心甘情願地投入大海。

這個謎終於在二十世紀中期被解開。

原來，這些海鳥葬身的地方，很久以前曾經是個小島。對於來自世界各地的候鳥們來說，這個小島是牠們遷徙途中的一個落腳點，一個在浩瀚大海中不可缺少的「安全島」，一個在牠們極度疲倦的時候可以棲息的地方。

然而，在一次地震中，這個無名小島沉入大海，永遠地消失了。遷徙途中的候鳥們仍然一如既往地飛到這裡，希望稍作休整，擺脫長途跋涉後的疲憊，積蓄力量開始新的旅途。

但是，在茫茫的大海上，牠們卻再也無法找到牠們寄予希望的那個小島了。早已筋疲力盡的鳥兒們只能無奈地在曾經的「安全島」上空盤旋鳴叫，盼望著奇蹟的出現。當牠們終於失望的時候，全身最後的一點力氣已經消耗殆盡，只能將自己的身軀化為汪洋大海中的點點白浪。我們人類其實和那些鳥一樣，只知道勞累，卻總也找不到休息的港灣。

下班的時間越來越晚，回家的欲望越來越少，公司裡的人越來越多，心裡的壓力越來越大。在每一個經濟高速發展的城市，一群忙碌於各個辦公室之間的都市上班族，開始越來越多地把公司當作自己的家。

在光鮮的外表之下，是無休止的加班，創意枯竭的煎熬以及與外部交往的隔絕。在夜深人靜的時候，他們也經常告誡自己不要如此拼命，規劃著明天就開口向公司主管請假，去外地度過一個美好假期。但是天明之後，新的任務又催促自己匆忙上陣，於是一個新的輪迴又將開始。

日復一日，年復一年，周而復始地操作，機器都可能「報銷」，更何況是血肉之軀的人。你要警惕，你可能已被一種稱為「慢性疲勞症」的疾病纏上卻茫然不知，但是你還得不斷地為生活拼搏，因為你認為身子還能撐得下去。

大部分的人不把這種症狀視為病症，因而掉以輕心。其實這會嚴重影響個人的學業、工作和日常生活。嚴重的長期性疲勞，可能會成為其他病症的導火線。這種強烈的疲勞感如果持續半年或更長，便會時常出現輕微發燒、咽喉痛、淋巴結腫大、集中力降低、全身無力等病症。身體長期處於疲勞狀態，會造成體內荷爾蒙代謝失調、神經系統調節功能異常、免疫力減低，同時也會引起肩膀酸痛、頭痛等自律神經失調症狀，感染疾病的機率也會提高。那麼，到底是什麼東西讓我們為之疲於奔命呢？

(1) 過分追求完美

追求完美是成功者的特質之一，但過分追求完美勢必導致精力、體力過分投入。追求完美的人上班時忙忙碌碌，下了班仍殫精竭慮，任何一點小的瑕疵就過度自責，或者是花費更多的氣力去改善、彌補。

(2) 過分追求優越感

每個人的內心都或多或少地有自卑感，正是這種自卑、自我不滿足才促使我們去完善自我。如果過分地追求「比別人強」的優越感，用「永爭第一」來掩蓋自卑，只把自己當作名利的載體，就會使自己不顧及身體的不適而不停地忙碌下去。

(3) 過分地擔心失敗

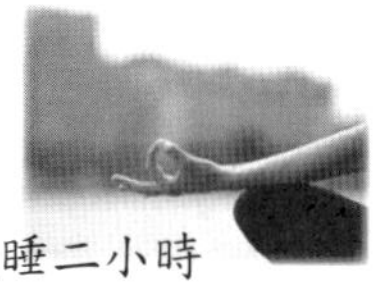

我們曾對每天工作時間超過八小時的被訪者進行調查，結果證實，百分之六十四的被訪者認為自己超時工作的最大原因是「由於競爭激烈，擔心失去工作」。過於勞累會失去健康，我們要學會休息。休息並非意味什麼事也不做。休息的意思，是要你放慢腳步、放鬆自己緊張的情緒。散步是一種休息，躺到床上也是一種休息，看場電影、讀一本好書、看電視、聽音樂，甚至和朋友打電話等，都是一種休息。

休息能使你的身體釋放緊張情緒，使身心重新回復到一個正常平衡的狀態。一旦你得到充分休息，你在工作、學習時就會更有活力、更有衝勁。英國前首相邱吉爾（睡午覺的支持者）是這麼說的：「很抱歉，每天中午我都必須像個小孩般上床睡覺，可是睡過午覺以後，我就能一直工作到半夜一兩點，甚至更晚。」

在總是令人焦慮的快節奏生活中，也許另一種時尚將悄然流行，這就是慢慢地生活。只爭朝夕式的觀念可能要修正一下，人們發現強迫自己加快生活節奏是多麼不值得，多少快樂從身邊閃過，而捨棄它們的理由竟是因為習慣。

下午，陽光溫暖地晒在皮膚上，一杯咖啡，安安靜靜，飄著它獨有的芬芳。要來點音樂嗎？拿本雜誌……放慢節奏，才發現生活原來可以是這個樣子。熱愛生活的人們，請偶爾放慢生活的腳步吧！那沿途的美麗景色帶給你的，不僅僅是愉悅的感受，還有對人生的思考。

今天在路邊的逗留，是為了明天走得更好。

5.進行有益的情緒鍛鍊

現代心理醫學研究證實，一個人心情舒暢、精神愉快，中樞神經系統處於最佳功能狀態，那麼，這個人的內臟及內分泌活動在中樞神經系統調節下處於平衡狀態，將使整個機體協調，充滿活力，身體自然也健康。

長壽學家胡夫蘭德在《人生長壽法》中指出：「一切不利的影響因素中，最能使人短命夭亡的，莫過於不良的情緒和惡劣的心境，如憂慮、沮喪、懼怕、貪求、怯懦、忌妒和憎恨等。」近些年來，很多醫學家十分重視情緒與疾病關係的研究。美國曾有一批醫生經過多年的研究發現，在他們所診斷、治療的病人中，患胃疼、噁心的病人中有百分之八十八的人是由不良情緒所引起的。他們認為，情緒不良會增加胃中胃酸的含量，容易導致潰瘍病。所以，為了健康，不論是愉快的還是不愉快的情緒都應控制在適度的範圍內，而這情緒的控制就要靠鍛鍊。

日本的春山茂雄寫了名為《腦內革命》的暢銷書，該書的主要觀點是要求人們進行正思維或加法思維，比如說今天你被老闆大罵了一頓，那麼你應該這麼想，老闆是信任我的忍耐力和精神修養的，老闆是重視我的行為的。與正思維相反的是負思維，同樣是挨罵，有的人被罵了一頓之後馬上精神萎靡、憂心忡忡，老闆是左右看我不順眼，老闆要我捲舖蓋要砸我的飯碗……

在日常生活中經常進行上述正思維或加法思維，便是進行有益的情緒鍛鍊，而經常進行負思維或減法思維，便是在進行自我心理摧殘。前者會讓腦內分泌有利於身心的荷爾蒙——腦內嗎啡，幫你迅速解脫痛苦，使你心情舒暢，處於最佳的精神狀態。而後者會讓你的大腦分泌有害身心的毒性荷爾蒙，破壞你的身心健康。

我們在生活中，各種資訊、觀念隨時可能潛入心靈，並尋找停靠點或儲存地。無論心靈積累哪些資訊，只要長期滯留在一個地方，就會形成一股能量，影響和改變生命資訊的流動和與外界的溝通。有的像灰塵一樣附著、污染著心靈，使心靈變硬變僵。

資訊也是物質的。輸入不同資訊就會形成不同的資訊形態和網路，使接受能力和判斷能力發生改變。電腦接受資訊靠兩個鍵來確保不發生混亂，一個是確定，一個是消除。這是兩種選擇。只有正確地選擇，才能保證心靈不出現混亂，不發生變異。

心靈在接收和儲存資訊的時候，會出現結石、梗塞和梗死等症狀。因而心靈需要建立一個清潔維護系統，以幫助隨時清除影響心靈健康的廢氣、廢物。心靈也需要建立一個營養輸入補給系統，以獲得強健和發展心理的功效。於是，每天用例行的儀式化、程式化的心理激勵的方法，可以認真地、及時地、長期地、有效地排除心理垃圾，補充有益的心理營養。

那麼，在現代生活中怎樣注意情緒鍛鍊呢？

①在生活變化面前，應經常保持開朗明快的心境和愉快的情緒，遇事冷靜，客觀地做出分析和判斷。

②要有自知之明，遇事要盡力而為，適可而止，不要好勝逞能而去做力不從心的事。

③不要過於計較個人的得失，不要常為一些雞毛蒜皮的事而破壞自己的情緒，憤懣要化解，怨恨要消除。

④家庭和睦，保持友好的人際關係、鄰里關係，這樣可使人心理上得到滿足，感到家庭和社會的溫暖。

⑤要多方面培養自己的興趣與愛好，如書法、繪畫、集郵、養花、下棋、聽音樂等。從事這些活動，可以修身養性，陶冶情操。經常跳跳舞、打打球，既能鍛鍊筋骨，增強體質，又能使人心情舒暢，精神愉快。

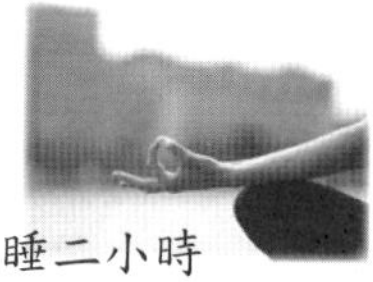

總之，我們應該把握時機，充分認識到情緒鍛鍊的重要性，像每天吃飯和鍛鍊一樣堅持下去，就能愉悅身心，保持心理健康。

6. 讓性格和情緒得以完善

有人說：情緒是思維的催化劑，思維能力可以透過情緒的調節而顯示出更高的效率，人也會因此顯得更聰明、更能幹。積極情緒可使人精神振奮、想像豐富、思維敏捷、富有信心。消極情緒則使人感到學習枯燥無味、想像貧乏、思維遲鈍、心灰意懶。

在我們做的事情當中，有許多都受到感情的影響。由於我們的感情可為我們帶來偉大的成就，也可能使我們失敗，所以，我們必須瞭解，要控制自己的感情，首先應該做的是，瞭解對我們有刺激作用的感情有哪些。我們可將這些感情分為七種消極和七種積極情緒。

七種消極情緒為恐懼、仇恨、憤怒、貪婪、嫉妒、報復、迷信，而七種積極情緒為愛、性、希望、信心、同情、樂觀、忠誠。以上十四種情緒，正是你人生計畫成功或失敗的關鍵，它們的組合，既能意義非凡，也可以混亂無章，完全由你決定。

柯林頓執政期間，鮑威爾還不是國務卿。有一次，柯林頓在對敘利亞是否動武的問題上進行諮詢的時候，挑戰性地問道：「作為世界上唯一的超級大國，或者說是一個男人，在什麼樣的情況下才應該一忍再忍呢？」一時間大家都沉默不語。這時，鮑威爾站起來說：「在妻子罵我們的時候，我們忍無可忍也得忍。」誰也沒想到一向比較嚴肅的鮑威爾會這麼說，一時哄堂大笑。也許是鮑威爾的這句話產生了作用，美國最終沒有對敘利亞動武。從鮑威爾打的這個比方來看，我們可以看出他是個善於控制情緒的人。

有人問鮑威爾成功的秘訣是什麼，他想了想說：「我的成功秘訣是：急事慢慢地說，大事想清楚再說，小事幽默地說，沒把握的事小心地說，做不到的事不亂說，傷害人的事堅決不說，沒有發生的事不要胡說，別人的事謹慎地說，自己的事怎麼想就怎麼說，現在的事做了再說，未來的事來了再說。」應該說，他的這一番話，證實他不是一個衝動的人，說明他會考慮好行為的後果，道出了他成功的重要原因。

很多年前，畫家莫內還只是一個汽車修理工，當時的處境離他的理想差得很遠。有一天晚上，莫內獨坐在旅館的房間陷入沉思。他想了很多，自己多年的生活歷歷在目，一種莫名的惆悵湧上心頭：我並不是一個低智商的人，為什麼我老是這麼沒出息呢？

他取出紙筆，記下幾位認識多年的朋友的名字，其中有兩位曾經是他以前的鄰居，他們已經搬到高級住宅區去了。另外兩位是他以前的同學。他捫心自問，和這四個人比，除了工作比他們差以外，自己似乎沒有什麼地方不如他們，論聰明才智，他們實在不比自己強。最後他發現，和這些人相比，自己分明是缺乏一種特別的東西，那就是性格情緒經常對自己產生很大影響，他發現過去很多時候自己不能控制情緒，比如愛衝動，遇事從不冷靜，甚至有些自卑，不能與更多的人交往等。

於是，莫內痛定思痛，做出一個令自己都很吃驚的決定：自今往後，決不允許自己再有不如別人的想法，一定要控制自己的情緒，全面改善自己的性格，塑造一個全新的自我。兩年後，莫內在所屬的機構和行業內建立起了威望，人人都知道，他是一個樂觀、機智、主動、關心別人的人。

並非所有的成功都會來自你的智慧，更重要的是，你要發現自己的不足，讓你的性格和情緒得以完善，成功者其實就是善於調節情緒的人！

7.讓情緒每天飽滿

無法控制自己情緒的人是不會有成就的，最終只能被自己的情緒所淹沒和吞噬。只有學會控制自己讓情緒每天飽滿，才能擁有歡樂、光明和喜悅，才能活得輕鬆瀟灑，從而掌握自己的命運。

現代人的生活節奏越來越快，內容也越來越豐富，我們每天所面對的人和事也越來越多。人和人不一樣，事和事也不一樣，這決定了我們必須以不同的方式和心態與之對應。

如何才能做到這一點呢？只有在內心深處保留一塊平靜而獨立的空間。以「不變」應「萬變」，並進行適當的情緒調控才是最好的策略。

怎樣才能有一個好心情，以便使我們每天的工作和生活卓有成效呢？除非我們心平氣和，否則迎來的又將是失敗的一天。花草樹木，隨著氣候的變化而生長，我們要為自己創造天候。要學會用自己的心靈彌補氣候的不足。如果你為他人帶來風雨、憂鬱、黑暗和悲觀，那麼他們也會報之以風雨、憂鬱、黑暗和悲觀。相反地，如果你為他人獻上歡樂、喜悅、光明和笑聲，他人也會報之以歡樂、喜悅、光明和笑聲，你就能獲得事業上的豐收，賺取成功的財富。

怎樣才能讓每天都保持情緒飽滿？那就要掌握這個永遠顛撲不破的真理：弱者讓思緒控制行為，強者讓行為控制思緒。每天醒來當你被悲傷、自憐、失敗的情緒包圍時，我們就這樣與之對抗：沮喪時，引吭高歌；悲傷時，開懷大笑；苦悶時，加倍工作；恐懼時，勇往直前；自卑時，換上新裝；低沉時，提高嗓音；窮困潦倒時，想像未來的富有；力不從心時，回想過去的成功；自輕自賤時，想想自己的目標；自高自

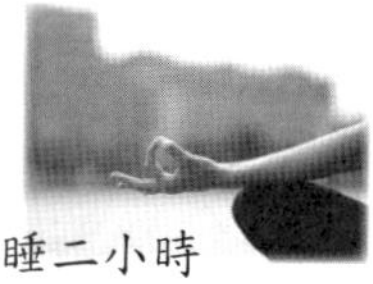

大時，要追尋失敗的記憶；縱情享受時，要記得挨餓的日子；洋洋得意時，要想想競爭的對手；沾沾自喜時，不要忘了那忍辱的時刻；自以為是時，看看自己能否讓風留步；腰纏萬貫時，想想那些食不果腹的人；驕傲自滿時，要想到自己怯懦的時候；不可一世時，應該抬頭仰望群星。

有了這些新本領，我們才能控制自己的情緒，而且也更能體察別人的情緒。即使面對怒氣沖沖的人，也要用寬容之心相待，因為他尚未懂得控制自己的情緒，而我們要相信明天他會改變，因而重新變得隨和。

人生不要活得太累，要給自己創造一個輕鬆的心境。對於自己千變萬化的個性，我們不要聽之任之，因為只有積極主動地控制情緒，才能掌握自己的命運。

做個精神振奮操，也可使你恢復精神、控制情緒，使自己成為一個朝氣蓬勃的人：

①伸展四肢。伸展四肢是每時每刻都可以做的提高效率的動作。每天清晨睜大眼睛後，不妨在床上開始重複幾項伸展動作，例如抬高下顎，伸直脖子，用口部徐徐吐氣，呼出昨天積聚於肺部的殘餘空氣。這樣做除了能夠驅走睡意，解除昨日疲倦外，更能使今日充滿活力。

②將雙手平放於胸前，將右腳慢慢升起，在空中略略逗留，然後放下；用左腳重

複同樣動作，次數隨意增減。

③將身體彎成V字，稍作停留，連續做幾次。

④耳朵是各器官經絡集中的地方，故按摩耳朵可消除大腦疲勞，令精神為之一振。具體方法是，先閉目，輕咬牙關；再用大拇指、食指與中指在外耳郭上（即耳朵的邊緣部位）按上、中、下三個部位，依次用捏、揉、拉的手法從上至下，重複按摩，當按摩至下部時，即應在捏揉之後，向上推，並使之輕微折疊。而上部在按摩之後，則應向下扯，直至將耳穴蓋住為止。最後，可沿耳朵四周外緣，用中指反覆按摩，並用手掌將整個耳朵由耳後向前壓按，蓋住耳穴，吸口氣再鬆手。整個按摩過程只需三～五分鐘完成。

⑤臨睡前，可摩擦掌心，直至微微發熱為止，這樣能夠促進血液循環，維持好的睡眠品質。

三、讓我們的靈魂追上我們的身體

休息是什麼？就是為了能夠讓我們的靈魂，追得上我們趕路的疲憊身體。

一個失意的年輕人請求上帝幫他擺脫煩惱。

上帝給了年輕人一個任務，叫他牽一隻蝸牛去散步。

年輕人不能走得太快，蝸牛已經盡力爬，每次總是挪那麼一點點。年輕人催它、嚇唬它、責備它，蝸牛用抱歉的眼光看著年輕人，彷彿說：「我已經盡了全力！」

年輕人拉它，用力扯，甚至踢它。蝸牛受了傷，它流著汗、喘著氣往前爬。真奇怪，為什麼上帝叫他牽一隻蝸牛去散步？「上帝啊！為什麼？」天上一片安靜。

「唉！也許上帝去抓蝸牛了吧？」好吧！鬆手吧！

反正上帝不管了，年輕人還管什麼？任蝸牛往前爬，年輕人在後面生悶氣。咦？年輕人聞到花香，原來這邊有個花園。

以前怎麼沒有這種體會？年輕人忽然想起來，莫非是自己弄錯了！原來上帝是叫蝸牛牽他去散步。

你找到你的蝸牛了嗎？偶爾出去散散步嗎？

「和蝸牛散步」聽起來非常可笑，可是當自己煩惱時不妨沉住氣，靜靜地品味一下寧靜帶來的快樂。

1.追求放鬆是生活中很重要的一部分

在美國一次講堂上，講師拿起一杯水，然後問大家：「各位認為這杯水有多重？」有人說二百克，也有人說三百克。「是的，它只有二百克——那麼，你們可以將這杯水端在手中多久？」講師又問。很多人都笑了：二百克而已，拿多久又會怎麼樣！

講師沒有笑，他接著說：「拿一分鐘，各位一定覺得沒問題；拿一個小時，可能覺得手酸。拿一天呢？一個星期呢？那可能得叫救護車了。」大家又笑了，不過這回是贊同的笑。

講師繼續說道：「其實這杯水的重量是一樣的，但是你拿得越久，就覺得越沉重。這就像我們承擔的壓力一樣，如果我們一直把壓力放在身上，不管壓力是否很重，時間長了都會覺得越來越沉重而無法承擔。我們必須做的是放下這杯水，休息一下後再拿起，如此我們才能拿得更久。所以，我們所承擔的壓力，應該在適當的時候放下，好好休息一下，然後再重新拿起來，如此才可承擔很久。」

現在生活節奏越來越快，生活壓力也越來越大，生活中，我們渴望一份快樂的輕鬆、一份自然的寧靜，可是一顆浮躁的心，往往使這並不過分的渴望成為奢望。生活

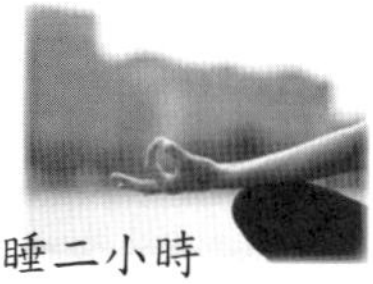

本應滿足快樂的，只因有太多「心虛」在作怪，所以才顯得沉重。放棄一些本不該屬於我們的東西吧，因為生活需要輕載。

對於我們而言，解除壓力追求放鬆是生活中很重要的一部分。正確有效的放鬆，會使你的身體在放鬆過程結束之後感覺輕鬆、愉快，使身體回復到自然、沒有壓力的狀態。

下面就讓我們開始放鬆身體的二十個步驟：

①用力握緊左手，直到手的各個指關節變白。然後，再慢慢放鬆左手，讓手部的肌肉感覺鬆弛。

②彎曲左臂，讓肱二頭肌突出，越用力越好。然後盡量放鬆左臂，最後讓手臂完全放鬆。

③用放鬆左手的方式來鬆弛右手。

④用同樣的方式放鬆右臂的肱二頭肌。

⑤彎曲左腳的腳趾，拉緊左腳的肌肉，直到感覺到緊到不能再緊時，再開始放鬆。

⑥將左腳面向上抬，用足踝的彎曲幫助拉緊左小腿的肌肉，等感覺到腿後肌肉非常緊張時，慢慢放鬆。

⑦將左腿伸直，連腳尖也一起伸直，直到感覺大腿前面的肌肉緊繃大腿根部。

⑧放鬆右腳。

⑨放鬆右小腿。

⑩放鬆右大腿。

⑪緊縮臂部的肌肉將自己上身向上提升，大約在上身高一寸左右的時候，再開始放鬆。

⑫收緊腹部的肌肉，盡可能將小腹肌肉向內緊縮，然後再放鬆到最大限度。

⑬繃緊胸部，先深吸一口氣，然後屏住呼吸，這段時間持續越久越好，然後再呼氣放鬆胸部。

⑭把兩肩向後用力，接著向前用力內縮，然後聳肩。越高越好。頭部保持不動，然後雙肩放鬆。

⑮繃緊背部肌肉，伸長上身，把自己撐高。隨後放鬆肌肉。

⑯接著是頸部肌肉。盡量向前壓低頭部，拉緊後頸的肌肉。然後再抬高頭部向後仰，繃緊前頸的肌肉，然後左右轉轉頭部，放鬆肌肉。

⑰上下移動眉毛，帶動眉毛周圍的肌肉運動，接著放鬆肌肉。

⑱閉緊眼睛，保持緊閉，最後放鬆。

⑲上下左右移動下顎，然後磨牙齒，皺鼻子，大笑盡量露出所有牙齒，隨後讓臉部的所有肌肉放鬆。

⑳將舌頭向前伸長，再將舌頭盡力頂住上顎及下顎，然後回到口腔中放鬆。

經常和有規律的冥想，即使每天只有幾分鐘，也可以在緩解壓力程度中發揮關鍵性作用：

①使注意力集中。

②提高控制思維的能力。

③提高處理情感的能力。

④幫助身體和精神放鬆。

冥想的步驟：

首先：選擇一個不被打攪的時間和安靜的地點。

其次：坐在椅子上，或雙腿交叉盤於硬墊之上，雙手輕握放在大腿上，整個冥想的過程中保持上身直立，別讓頭或肩傾斜或背部朝後仰，同時盡可能放鬆肌肉。

第三：閉上雙眼，把注意力集中於呼吸，保持一切輕鬆自然。

第四：讓自己對呼吸的感覺佔據你頭腦的全部意識，無論你聚焦於鼻孔還是腹部，選擇一個焦點並堅持到底，別讓注意力隨呼吸而轉向全身，讓它始終停留在你所選擇的焦點上。

第五：你也可以在呼第一口氣時默數一，第二次數二，第三次數三，一直數到十，然後往回數，每呼一次數一次，一直數到一，又往回數到十，這樣循環往復。不要害怕在計數過程中恍了神，你可以再回到一，從頭開始。

第六：如果腦中有各種想法出現時，把注意力集中於呼吸，不要聚集於想法，讓它出入你的頭腦，既不追隨，也不阻止。

第七：冥想過程結束後，慢慢從座位上站起來。在從事各項活動時，保持住冥想過程中體驗到的平衡意識。用意識呼吸的方法去努力意識周圍的所見所聞，不要急於脫離聯想鏈。

冥想幾分鐘並集中注意於呼吸，我們可以有意使白天令人憤怒和受到傷害的體驗記憶進入大腦意識。通常這種體驗記憶會帶來瞬間的情感反應。然而在冥想的寧靜之中返回我們頭腦中的記憶，不再帶有任何的情感震動。我們就會以超然的目光來審視它，這是從冥想中學會的對待壓力甚至任何思想的態度。

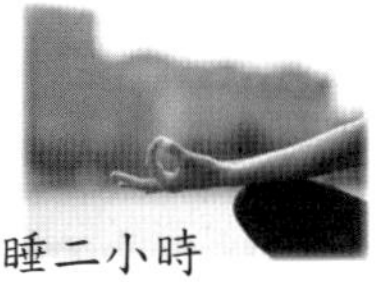

2.去傾聽自己內心的聲音

生活中，很多朋友不習慣去傾聽自己內心的聲音，應該說是沒有這種意識，這表現出來的就是沒有主見。確實，在生活當中，很多人會因為缺乏主見而陷入沮喪、恐懼甚至是衝突當中，而究其原因，皆是因為不傾聽自己內心的聲音所致。

在人生中獲得成功快樂的人，他們往往喜歡追尋自己心中的聲音，對自己都很真誠。

約翰·伍頓是美國的傳奇，曾獲終身成就總統獎。他受到美國普通民眾和領導人的尊敬，是美國加州大學籃球隊的前任教練。在二十世紀的體育史上，他締造了一個偉大的紀錄，在他執教該隊長達十二年的時間裡，一共十次獲得冠軍獎盃，其中包括一次七連冠。但他對自己的評價是——我只是一個忠實於自己信仰的普通人。他在自傳中寫到在他所忠實的信仰時，排在第一位的就是「對自己真誠」。在他與史蒂夫·賈米森先生所著的《成功金字塔》中，記載了這樣一個關於他的真實故事：

我大學畢業那年，也就是一九三二年，東部以外的老的職業籃球聯賽這時已經解體，來自原紐約凱爾特人隊的一些球員準備在全國舉行一次巡迴比賽。

我那時在泊杜大學已經三次被評為全美最佳，並當選為一九三二年的年度大學最佳球員，由於這個緣故，我受到極大關注。凱爾特人開出的條件是：如果我參加這次巡迴比賽，我會拿到五千美元。在那時五千美元可不是個小數目，雖然我沒想過去打職業籃球，我在大學裡學的也不是職業籃球，但參加這次巡迴比賽對我的誘惑實在是太大了。

我去找了我的教練——原則性極強的蘭伯特，我想聽聽他的建議。蘭伯特教練把桌上的學生作業推到一邊。他想了一會兒，然後說：「約翰，這可是一大筆錢，是不是？」

我笑了笑，有些難為情地說：「是啊教練，是一大筆錢。」

他沒有馬上回答，過了一會兒他問我：「你來泊杜大學是為了這個嗎？」

我有些糊塗了。我問：「教練，你想說什麼？」

他說：「我的意思是，你到泊杜大學是為了能夠到外面進職業籃球巡迴比賽嗎？」

我眨了眨眼，清了清喉嚨，低頭看了看鞋子。我說：「不，教練，我不是為了這個，我是來受教育的。」

他說：「約翰，我來問你個問題，你在這兒已經受到了好的教育了嗎？」

我說：「是的，我認為是這樣，我在這兒受到了很好的教育。」

他說：「那就好，也許你今後能用到它。但目前的決定得由你自己來做，我不能替你做決定，你得自己做決定。」

蘭伯特教練已經給了我答案。他讓我回到了「老爸第一信條」——真誠地對待自己。

我其實清楚地知道該怎麼做，蘭伯特所做的只是把它引出來。我真正想做的是去教書和當教練。

生活中，我們在做重要決定時並不是總能幸運地得到別人的幫助。在很多時候，我們必須自己做出決定，而這也許是讓人感到困惑和艱難的。如果你有勇氣真誠地對待自己，那麼通常你就不會做錯決定。

當你看完這個故事之後，你可能會說：「為什麼不去賺那五千美元呢？有了五千美元也許還可以讓自己更好地當教練呢！」也許你是對的，但重點不是賺不賺那五千美元。如果他這樣去做了，那麼他就是違背了自我，他做了自己並不想做的事，他對自己不誠實。如果你不能信任一個對你撒謊的人，那麼，當你對自己撒謊時，你同樣不會信任自己，你會開始自責。也就是說你打擊了自信心，一個失去自信的人意味著失去一切，這才是重點。

或許當你對自己做到真誠時，最大的收穫就是你能做回自己，做自己想做的人，過自己想過的生活。當你花了一輩子時間去完成某一件事情後，你卻突然發現這件事情並不是自己想要完成的那一件，也就是說，你花了一輩子時間去做你自己本不願意做的事情，那這就是你人生當中最大的失敗。

對自己真誠的最高境界就是做回自己。如果你想成為你能夠並且應該成為的那種人，你就必須知道你是誰並對自己保持真誠。

3. 與自己的心靈交談

如果要問世間最堅強的是什麼，答案就是人的心靈。如果再問最脆弱的是什麼，我想應該還是人的心靈。其實，人的心靈不但脆弱，還很複雜。

因此，很多時候，我們的心靈常常因為太過脆弱、不能應付來自各個方面的壓力而崩潰。而有的時候，我們甚至連自己的內心都看不通透，因此而常常後悔。所以，這就需要我們經常跟自己進行心靈對話。

某雜誌上曾刊登過這樣一篇文章：

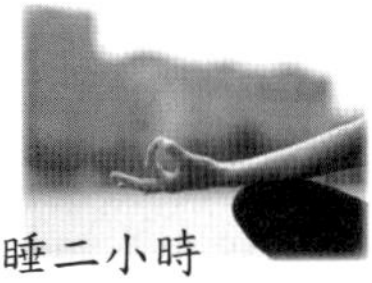

澳洲有一位動物學家從亞馬遜河流域帶回兩隻猴子，一隻壯碩無比，一隻瘦小羸弱。他把牠們分別關在兩隻籠子裡，每日精心餵養，觀察牠們的生活習性。一年後，大猴子死了，小猴子還活得好好的。為了不中斷研究，他又逮來一隻壯碩的猴子，可是不久，這隻壯碩的猴子又死了。數年後他又重返那個地方對猴群進行研究，結果發現，凡是體格壯碩的猴子，「人緣」關係都比較好。其他猴子弄到好吃的，牠都能分享到一份。但這類猴子很少能靜下來，牠們總是處在不停地追逐嬉鬧之中。而那些獨自晒太陽和閉目養神的猴子則不同，牠們被捉住後，卻能長時間地活下來，而不像那些不善於獨處的猴子，很快就死掉。這位動物學家因此得出結論：缺乏交往的生活是一種缺陷，缺乏獨處的生活則是一種災難。

這個現象強調的是：要重視內心世界的建設，懂得與自己的心靈交談，從優雅、寧靜的獨處中感悟人生。當然，這不同於一味地離群索居，整天把自己關在屋裡耽於幻想，而是工作、學習之餘自娛生活的一部分。

開闊而清靜的心靈空間是美好生活的一部分。相信我們每個人內心都有一個這樣的心靈避風港，當我們在人生的旅途中走得累了、煩了的時候，不妨走進自己營造的心靈的小屋，安靜下來，把瑣碎的事情、生活的煩憂暫時拋到九霄雲外，靜靜地傾聽自己心靈的聲音！

有人問古希臘大學問家安提司泰尼：「你從哲學中獲得了什麼呢？」他回答說：「同自己談話的能力。」

同自己談話，就是發現自己，發現另一個更加真實的自己。生活中的煩惱和壓力、憂愁和委屈多得不勝防備，有時候要找一個適當的傾聽者是比較困難的，那我們就不妨選擇說給自己聽。這樣的自我對話也是一種很好的自我減壓的方法。與自己對話的時候，我們可以將自己扮演成兩個不同的角色。比如，你工作進度完成得不理想，一個你可以說；「太糟糕了，他完成了將近九成，而我才不到八成。」另一個自己說：「她才完成了五成，而我完成了八成呢！」於是，比上不足比下有餘，你的心裡也就好受多了，輕鬆多了。這就是自我對話，在不耽誤別人時間也不影響別人情緒的情況下，我們的心聲也得到了傾吐，煩惱憂愁也得到了釋放。

所以，當你不堪生活和心靈的重負而誰也幫不了你時，當你有滿腹的話語又找不到人傾訴時，你千萬不要絕望，因為還有一種「自我釋放」「自我對話」的習慣可以拯救自己，可以讓你自己解放自己。其實，擁有寧靜的心靈世界本來就是美好生活必不可少的，我們每個人內心深處都有一個這樣的避風港灣。當我們在人生路上感覺疲憊的時候，不妨在此享受片刻的溫馨。將生活的瑣碎和工作的壓力都拋在腦後，靜靜

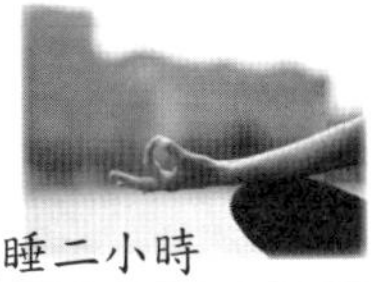

聆聽心靈的聲音，與自己交談。

與自己的心靈交談、與自己相處是一種藝術、一種境界。在與自己的談話中，才能發現一個真實的自己，保持一份冷靜和坦然。在與自己的談話中，才能給我們帶來思想上的頓悟和昇華。當我們面對自己，便可摘下種種面具、包袱，得到徹底放鬆，把心靈中的真實情感和盤托出，細細梳理，慢慢品味。當面對自己，回首往事，正好可以給自己一個靜思內省、捫心自問的機會，淨化藏汙納垢的靈魂。

4. 坐下來，並且保持靜默

有一個探險家，到南美的叢林中找尋古印加帝國文明的遺跡。

他雇用了當地人作為嚮導及挑夫，一行人浩浩蕩蕩地朝著叢林的深處去。那群土著的腳力過人，盡管他們背負笨重行李，仍是健步如飛。在整個隊伍的行進過程中，總是探險家先喊著需要休息，讓土著停下來等他。

一連過了三天，探險家雖然體力跟不上，但希望能夠早一點到達目的地，好好研究古印加帝國文明的奧秘。到了第四天，探險家一早醒來，便立即催促打點行李，準備上路。不料帶領土著的翻譯人員卻拒絕行動，這令探險家為之惱怒不已。

經過細緻的溝通，探險家終於瞭解到這群土著自古以來便流傳著一項神秘的習俗：在趕路時，皆會竭盡所能地拼命向前衝，但每走上三天，便需要休息一天。探險家對於這項習俗好奇不已，詢問擔任翻譯的嚮導，為什麼在他們的部族中，會留下這麼耐人尋味的休息方式。嚮導表情莊嚴地回答了探險家的問題：「那是為了讓我們的靈魂，能夠追得上我們趕了三天路的疲憊身體。」

探險家聽了嚮導的解釋，心中若有所悟。他沉思了許久，終於展顏微笑，認為這是他這次探險中最好的一項收穫。

凡事全力以赴，讓自己動作起來時，渾身充滿無比的衝勁，使得靈魂幾乎也跟不上這樣的動作，這的確是真正用心做事時，最美好的境界。但應該休息時，則該完全地放鬆自我，讓疲憊的身心，獲得完整的復原機會，好讓靈魂得以追得上充滿幹勁時的步調。

加爾文說，只要我們能夠坐下來，並且保持靜默，我們生活中五分之四的煩惱都會不見了。我十分相信，安靜是我們最難學的功課，我們總是在不知不覺中掉入整天團團亂轉的光景。不要讓自己陷入忙碌的陷阱，忙碌只不過是死神折磨人的伎倆，它能讓我們在無盡的忙亂中消耗掉寶貴的生命，有時還會混淆了人生的方向。

與其在慌亂中尋找人生出路，一事無成，不如靜下來，使躁動的心靈沉澱下來，答案或許就呼之欲出。

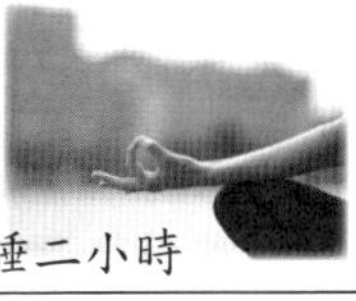

一對年輕的美國夫婦，在喧鬧的紐約市中心居住。時間一長，覺得生活就像部運轉的機器，雖然總是在忙忙碌碌地轉著，但太千篇一律了，即使是那些花樣繁多的休閒娛樂項目，也像是麥當勞、肯德基等那些速食一樣，只能滿足一時的胃口，過後很少會有餘香留下的。於是他們決定去鄉下放鬆放鬆，他們開車南行，到了一處幽靜的丘陵地帶，看見小山旁有個木屋，木屋前坐了一個當地居民。那個年輕的丈夫就問鄉下人：「你住在這樣人煙稀少的地方，不覺得孤單嗎？」

那鄉下人說：「你說孤單？不！絕不孤單！我凝望那邊的青山時，青山給我一股力量；我凝望山谷，每一片葉子包藏著生命的秘密；我望著藍色的天，看見雲彩變幻成永恆的城堡；我聽到溪水潺潺，好像向我的心靈細訴。我的狗把頭靠在我的膝上，從牠的眼中我看到忠誠和信任；這時我看見孩子們回家了，衣服很髒，頭髮蓬亂，可是嘴唇上卻掛著微笑，叫我『爸』；我覺得有兩隻手放在我肩上，那是我太太的手，碰到悲愁和困難的時候，這兩隻手總是支持著我。所以我知道上帝總是仁慈的，你說孤單？不！絕不孤單！」

生活是否已成了「忙碌」的代名詞？在不斷地和時間追逐中，你是否已忘了獨處的樂趣？我們絕對有必要擁有自我獨處的時間，讓我們可以冥想，讓心情平靜，感到輕鬆愉快。

冥想是絕對必要的，什麼事都不做也不用有罪惡感。剛開始情緒也確實會劇烈地起伏不已，但沒有關係，讓情緒過去（它們總會過去的），接下來，你將擁有生命中難得的經驗。

冥想需要多練習才能駕輕就熟，要學習和孤獨無聊空虛的感覺對抗，那些都只是假象，實際上，你一點都不孤獨，你擁有的比想像中要多。經常冥想也會帶來健康。在冥想的時間裡，最好的事情是進行有關人生境界的靜悟、學習和修養，它會使我們的心靈洗去骯髒的塵埃和瑣雜的欲念，歸於大自然的純淨開朗和沉靜輕鬆。這是一種多麼有益的生活啊！

如果不會冥想，總是將時間花在跟著別人團團轉，人生是不會充實的。

5.靜心的工作，就是冥想

身處寧靜的山中，可以聽到泉水叮咚、鳥兒呢喃的聲音，將心清靜，甚至可以聽到花開的聲音。因此，人只有在寧靜中才能發現世間原本被忽略的真、善、美，才能感悟出真正的人性，才能生活得悠閒舒適，才能謙虛和諧，才能感悟到真正的人生意義。想達到「寵辱不驚，看堂前花開花謝；去留無意，望天上雲卷雲舒」的人生境界嗎？唯有心靜才能達到！

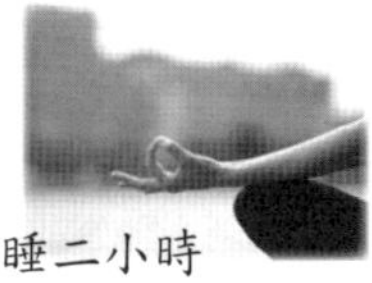

古代，有一位國王非常喜歡畫畫。有一天，他昭告天下，廣募最能代表寧靜意境的畫，一旦選中即有重賞。於是全國的畫師們各個施展自己的才能，紛紛把自己最得意的作品送進王宮，請國王鑒賞。國王認真看了每一幅作品，有寂靜的山村、靜謐的黃昏、清幽的湖水……

結果，國王卻出乎意料地選了一幅狂風大作、電閃雷鳴、山搖地動的作品，並給予重賞。這使得許多大臣和畫師十分不解，覺得此畫與國王要求要表現寧靜的意境沒什麼關係。國王看出大臣和畫師們的疑惑，便讓他們每個人仔細看那幅畫。原來在雨幕中，在嶙峋山石的崖下有一個小縫隙，裡面有一個鳥窩，一隻小鳥正蹲在窩中，一副安詳閒適的樣子。這隻小鳥的安詳絲毫沒有受到外面翻雲覆雨的閃電雷鳴的影響。

國王之所以選擇這幅畫，是想告訴世人：寧靜祥和，並非要到沒有噪音、沒有人生活的地方才能找得到。其實，寧靜是一種感覺，一種心態。當一個人身處逆境也能保持心中的澄澈，才是寧靜的真諦呀！

當我們放鬆以後，我們就可以著手靜心了。靜心是什麼呢？打個比喻，靜心就像讓一杯被攪動得混濁的雞尾酒沉澱下來。

我們每天都要遭遇很多外來的刺激，我們要對這些刺激做出回應。在這個資訊爆炸的時代，我們需要主動接受很多資訊，例如上網、上課等；還要被動接受很多資訊，例如看廣告、聽客戶嘮叨、聽主管訓話……這些資訊，對於我們，如同很多攪拌器同時在攪一杯雞尾酒，使我們混亂，甚至煩躁，甚至——糊塗。

靜心是解決這個問題的有效而直接的方法，因為我們的糊塗，很多時候是來自混亂。當我們讓自己的心安靜下來，我們就可以分辨什麼是自己真正需要的。

靜心，是為我們內在智慧的啟動和運作提供一個空間，這內在的智慧，是我們的生命之本、力量之源。

靜心的工作，就是冥想，也是心靈排毒的工作。

人類有一種非常偉大的能力，那就是想像。我們其實在隨時隨地使用這個能力，只不過我們一般情況下是在不自覺地使用，甚至是在負面地、消極地使用。例如有的人很容易焦慮，似乎隨時會遭遇滅頂之災。這樣的人，就是想像了很多可怕的後果，他的想像力很強大，可惜用錯了方向。

冥想本身，可以和放鬆、靜心結合使用，也可以單獨使用，因為我們隨時隨地都在想像。如果把我們原始的生命能量比喻為馬匹，我們就是騎士。要駕馭一匹好馬，騎士首先要做的，是瞭解馬，和馬交朋友，最後才可以駕馭牠，讓牠和自己一起自由馳騁。冥想也是同樣的道理。

在缺乏訓練和指導的時候，我們往往是拙劣的騎士，不但不能駕馭好馬，弄不好還會被馬摔下來再被馬踢上一腳。這個時候，我們會感覺到內心受挫，力不從心，會罵自己笨蛋。另外一種情況是，我們不僅不能指揮馬，相反會被馬指揮，任由馬載著四處亂竄，還自我安慰說這叫「順其自然」。

冥想就好比我們首先要讓馬安靜下來，願意聽我們指揮。接下來的冥想，就是馴服馬匹的工作。

積極有效的冥想，要求我們能夠非常投入、非常高度地集中精力，忘我地去想像一個場景、一個物體或者一個人。如果沒有放鬆和靜心的基礎，我們的投入會很有限，注意力也很容易被分散，效果就大打折扣。反之，則會有神奇的功效。

內在的平靜，是我們生活的根基，是生命品質的昇華。內心缺乏平靜的人，很容易被事件和他人所左右，猶如一片激流中的樹葉，隨波逐流漂浮不定。獲得了內在的平靜後，我們就變成波濤中的礁石，任由驚濤駭浪，我自巋然不動。

內在的平靜，可以幫助我們在混亂或者危急的局面下保持清醒和冷靜，這猶如一件隱形的鎧甲，使我們免於很多傷害。例如，因為我們可以臨危不亂，臨危不懼，所以我們不會被消極情緒所折磨。這也猶如一把隱形的利劍，使我們可以披荊斬棘，克服重重困難，走向我們的目標。

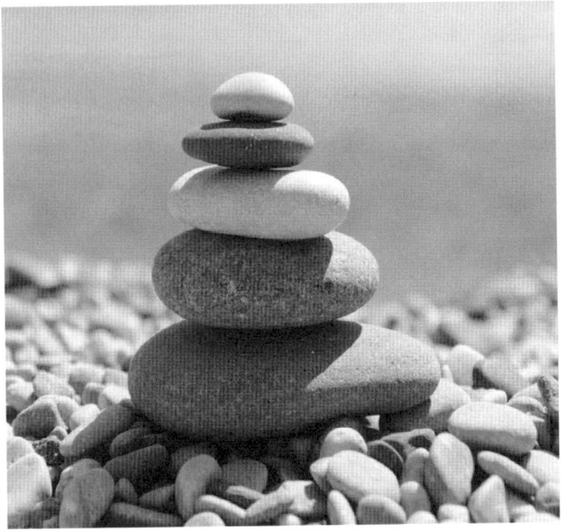

內在平靜，可以幫助我們保持清醒和冷靜

＊心靈蜜語＊

◆世界上最廣闊的東西是海洋，比海洋更廣闊的是天空，比天空更廣闊的是人的心靈。

◆心比思想更有權威。

◆心靈有它自己的地盤，在那裡可以把地獄變成天堂，也可以把天堂變成地獄

◆任何一種文化不經過心靈的重塑和體驗，就會喪失人性，缺乏人道精神。

◆永遠要記住，你的心靈就是你一生的寶藏，你要不斷地去挖掘它。

◆人的美並不在於他的外表，而在於他的內心的美，我們常常會厭惡他漂亮的外表。

◆心地善良總是和美貌連在一起的。常言道：面容是內心的鏡子。

◆儀表、衣著、裝飾的美好固然可以給人以美感，而心靈的美，智慧的美，行為的美所能夠激發起人們的美感，總是比前者要強烈得多。

◆外表美的缺陷可以用內心美來彌補，而心靈的卑劣卻不是外表美可以抵銷的。

◆如煙往事俱卻忘，心底無私天地寬。

◆心與心之間的距離是最近的，也是最遠的。

◆世界上的人從外表看來是形形色色的，但是如果把內心稍稍揭發，那種無所依

靠和心靈不安的情況，則是彼此相通的。

◆ 踩著別人腳步走路的人，永遠不會留下自己的腳印。

◆ 個人主義是一種致命的毒藥，而個性卻是日常生活的食譜。

◆ 一個感覺合腳的鞋卻會夾痛另一個人的腳；適用於一切病症的生活處方並不存在。

◆ 玫瑰正因有為有刺，才在陽光下盡情地開放。

◆ 真正有才能的人會摸索出自己的道路。

◆ 盡力「成為某一個人」是沒有用處的！你就是你現在這個人。

◆ 一個人在描述他個人的個性時，其自身的個性即暴露無遺。

◆ 良好的性情重於黃金，後者是幸運的給予，前者是自然的天賦。

◆ 每個人都有他隱藏的精華，和任何別人的精華不同，它使人具有自己的氣味。

◆ 個性的生活在社會中，好比魚在水裡，時時要求相適應。

◆ 一個人的個性應該像岩石一樣堅固，因為所有的東西都建築在它上面。

◆ 本性虛榮的人是偽善的。

◆ 人一旦成為他物，也就可以沒有自己。

◆ 人的一生就如同下棋一樣，每一個棋子都有它自己的走法，如果沒有這個規則，棋也就下不成了。

◆ 一棵樹上，很難找到兩片形狀完全一樣的葉子，一千個人之中，也很難找到兩個人在思想情感上完全能協調的。

◆ 個性像白紙，一經污染，便永不能像以前那般潔白。

◆ 我們不必羨慕他人的才能，也不必悲嘆自己的平庸；各人都有他的個性魅力。最重要的，就是認識自己的個性，並加以發展。

◆ 人，就是一條河，河裡的水流到哪裡都還是水，這是無庸置疑的。但是，河有狹，有寬，有冰冷，有深淺，有溫暖等不同現象，而人也一樣。

◆ 拙劣的藝術家才永遠戴別人的眼鏡。

◆ 感情和願望是人類一切努力和創造的背後動力。

◆ 情感——這是道德信念、原則和精神力量的核心和血肉。

◆ 願望是半個生命，淡漠是半個死亡。

◆ 感情在無論什麼東西上面都能留下痕跡，並且能穿越時空。

◆ 面孔是心靈的鏡子，眼睛無言，但說出了內心的祕密。

◆ 理智編織起來的均被情感拆散。

◆誰臉上不發出光明，誰就永遠不會變成一顆星。

◆情感豐富固燃是一切美德的泉源，但也是釀成許多災難的始因。

◆做自己感情的奴隸比做暴君的奴隸更為不幸。

◆眼睛是悲哀的無聲言辭。

◆惟有恰如其分的感情才最容易為人們所接受、所珍惜。

◆不會哭的年輕人是野蠻人，不會笑的老年人是傻瓜。

◆有許多隱藏在心中的祕密都是透過眼睛被洩露出來的，而不是透過嘴巴。

◆人是唯一會臉紅的動物，或者是唯一改臉紅的動物。

◆人可以控制行為，卻不能束縛感情，因為感情是變化無常的。

◆三種東西不召自來：愛、嫉妒、恐懼。

◆我們對於情感的理解越多，則我們越能控制情感，而心靈受情感的痛苦也越少。

◆冷漠無情，就是靈魂的癱瘓，就是過早的死亡。

◆我們的心是一座寶庫，一下子倒空了，就會破產。

◆情感像吹動帆船的風力，理智則是把持方向的舵手。

◆在玫瑰花充裕的光陰裡，愛情是酒；在花瓣凋謝的時候，愛情是饑餓時刻的糧食。

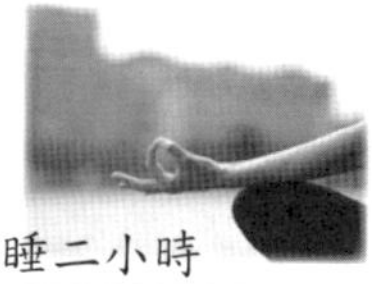

◆愛情，是一根魔杖，能把最無聊的生活也點化成黃金。

◆閃電照耀一瞬間，而愛情卻照耀一生。

◆只有愛能夠創造真正生命的堅實。

◆愛不貴親愛，而貴長久。

◆真正的愛是稀世珍品，財富買不到，權勢也占不了。

◆真正的愛情像美麗的花朵，它開放的地面越是貧瘠，看來就格外悅眼。

◆我願意是樹，如果你是樹上的花；我願意是花，如果你是露水；我願意是露水，如果你是陽光。

◆恨並不是愛的對立面，冷漠才是愛的對立面。

◆愛情是靈魂的化學反應。

◆愛情是理解和體貼的別名。

◆愛是複雜的情感，但是也可能最單純，愛是最恆久忍耐，但也可能容不下一粒塵埃。

◆男人們在未婚的時候是四月天，結婚的時候是十二月天；姑娘們做姑娘的時候是五月天，一做了妻子，季候便改變了。

◆嫉妒與愛情同時誕生，但是愛情死亡之時，嫉妒並不與它共亡。

◆智慧勝於知識。
◆越是睿智的人，越有寬廣的胸襟。
◆認識自身的缺點，是一個人最高智慧的表現。
◆只有心靈的改善，才能獲得真正的智慧。
◆智慧是勤勞的結晶，成就是勞動的化身。
◆智慧的可靠標誌就是能夠在平凡中發現奇蹟。
◆智慧的美勝過形體的美。
◆智慧是經驗的女兒。
◆智慧的獲得不在於年歲，而在於品性。
◆智慧在於一件事，就是認識那善於駕馭一切的思想。
◆智者的堅定不過是把焦慮深藏於心的藝術。
◆智慧有三果：一是思慮周到，二是語言得當，三是行為公正。
◆智慧充斥著海洋和大地的縱深處，使我們的思維直衝雲霄，穿過茫茫宇宙，為我們指引道路。
◆智慧不產生於學歷，而是來自對知識終生不渝的追求。

◆只有愚人才會拒絕智慧的良言。

◆不恥下問者智易，趾高氣昂者智難。

◆二十歲的人，意志支配一切；三十歲時，機智支配一切；四十歲時，判斷支配一切。

◆一個人如果不是真正有道德，就不可能真正有智慧。

◆知識可以言傳，但智慧則不然。

◆知識如樹葉，它的命運總是從新生到枯黃。

◆知識能夠誘發智慧，是打開智慧大門的鑰匙，但它不等於智慧。

◆由智慧養成的習慣，能成為第二天性。

◆智慧越是遮掩，越是明亮，正像你的美貌因為蒙上黑紗而十倍動人。

◆富有智慧的人絕不辯解。

◆最能顯示出一個人智慧的是，能在各種危險之間做出權衡，並選擇最小的危險。

◆觀察和經驗和諧地應用到生活上就是智慧。

◆堅定不移的智慧是最寶貴的東西，勝過其餘的一切。

◆我愛智慧勝於智慧愛我。

◆冷靜思考的能力，是一切智慧的開端，是一切善良的泉源。

◆主宰世界的有三個要素，那就是智慧、光輝和力量。

◆才學智慧如不於有益的地方，便和庸碌凡人毫無差別。

◆無知是智慧的黑夜，是沒有月亮、沒有星星的黑夜。

◆要理解智慧，本身須得有智慧；如果聽眾是聾子，音樂就等於零。

◆鐵不用就會生銹，水不流就會發臭，人的智慧不用就會枯萎。

◆從偉大的認知能力和已知的心情結合之中，最易於產生出智慧來。

◆智慧是一種透視，一種思想，一種遠瞻。

◆一個會嘗試錯誤的人生，不但比無所事事的人生更榮耀，並且更有意義！

◆衡量人生的標準是看其是否有意義，而不是看其有多長。

◆我的人生正是：使事業成為喜悅，使喜悅成為事業。

◆人生不發回程車票，一旦出發了，絕對不能返回。

◆為自己尋求庸俗乏味的生活的人，才是真正可憐而渺小的。

◆人生的道路就像一條大河，由於急流本身的沖擊力，在從前沒有水流的地方，沖刷出嶄新的意料不到的河道。

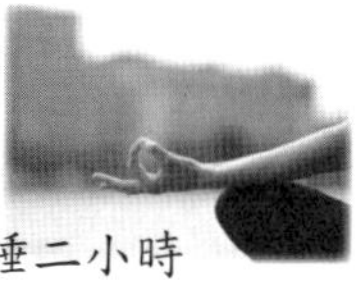

◆我們把人生變成一個科學的夢，然後再把夢變成現實。

◆人真是一個深淵！無論我們拋下多麼沉重的測海錘，都測不出它的底蘊。

◆生如夏花之絢爛，死如秋葉之靜美。

◆人一半是外力造成的，一半是自己造成的。

◆人的存在就像簍子裡的一堆螃蟹，你中有我，我中有你，縱橫交錯，息息相關，又互相傷害。

◆人生好像一盒火柴，嚴禁使用是愚蠢的，濫用則是危險的。

◆二十歲的人是孔雀，三十歲是獅子，四十歲是駱駝，五十歲是蛇，六十歲是狗，七十歲是猿，八十歲什麼也不是。

◆在人生的大風浪中，我們常常學傳長的樣子，在狂風暴雨之下把笨重的貨物扔掉，以減輕船的重量。

◆沒有希望的人生不算人生，沒有未來的人生最空虛。

◆平庸的生活使人感到一生不幸，波瀾萬丈的人生才能使人感到生存的意義。

◆人生像一張潔白的紙，全憑人生之筆去描繪，玩弄紙筆者，白紙上只能塗成一灘胡亂的墨跡；認真書寫著，白紙上才會留下一篇優美的文章。

◆人在一生當中的前四十年，寫的是正文，在往後的三十年，則不斷地在正文中添加注解。

◆何為生？生就是不斷地把瀕臨死亡的威脅從自己身邊拋開。

◆人生的一切變化，一切魅力，一切美都是由光明和陰影構成的。

◆人一生一世，總有些片段當時看來無關緊要，而事實上卻牽動了大局。

◆路是腳踏出來的，歷史是人寫出來的。人的每一步行動都在書寫自己的歷史。

◆我們的生命是天賦的，我們惟有獻出生命，才能得到生命。

◆當我活著的時候，我要做生命的主宰，而不做它的奴隸。

◆即使我們是一枝蠟燭，也應該「蠟炬成灰淚始乾」；即使我們只是一根火柴，也要在關鍵時刻有一次閃耀；即使我們死後屍骨都腐爛了，也要變成磷火在荒野中燃燒。

◆生命是真實的，生命是誠摯的，墳墓不是它的終點。

◆浪費生命是做人的最大悲劇。

◆生命用時間來計算，生命的價值用貢獻計算。從物質的消耗中謀求歡樂，才是人生真正的悲哀。

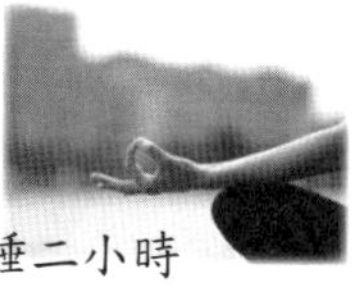

◆生命，那是自然付給人類去雕琢的寶石。

◆自滿、自大和輕信是人生的三大暗礁。

◆生命不僅可以用年月計算，有時事件也是最好的日曆。

◆智慧只是理論而不能付諸實踐，猶如一朵重瓣的玫瑰，雖然花色豔麗，香味馥郁，凋謝了卻沒有種子。

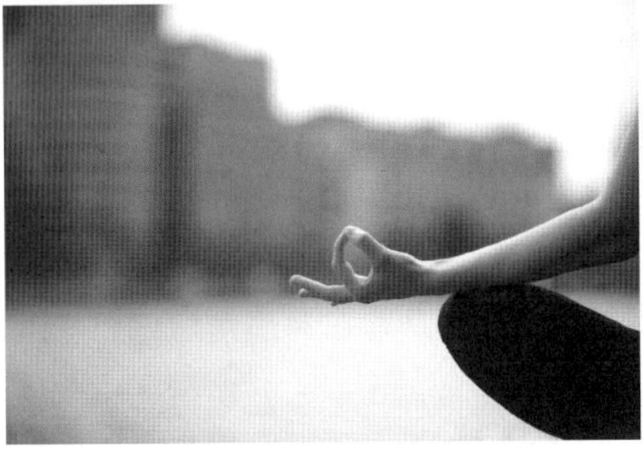

靜心的工作，就是冥想，也是心靈排毒的工作。

國家圖書館出版品預行編目(CIP)資料

感覺累了就冥想吧：冥想10分鐘等於熟睡二小時 / 李上卿作. -- 初版. -- 臺北市：華志文化, 2016.11
面；　公分. -- (全方位心理叢書；19)
ISBN 978-986-5636-67-8(平裝)
1.超覺靜坐
411.15　　105018323

華志文化事業有限公司
系列／全方位心理叢書019
書名／感覺累了就冥想吧：冥想10分鐘等於熟睡二小時

作者　李上卿教授
執行編輯　簡煜哲
美術編輯　楊雅婷
封面設計　王志強
文字校對　陳麗鳳
企劃執行　康敏才
總編輯　黃志中
社長　楊凱翔
出版者　華志文化事業有限公司
電子信箱　huachihbook@yahoo.com.tw
地址　116台北市文山區興隆路四段九十六巷三弄六號四樓
電話　02-22341779
印製排版　辰皓國際出版製作有限公司

總經銷商　旭昇圖書有限公司
地址　235新北市中和區中山路二段三五二號二樓
電話　02-22451480
傳真　02-22451479
郵政劃撥　戶名：旭昇圖書有限公司（帳號：12935041）

出版日期　西元二〇一六年十一月初版第一刷
書號　C319